現代版つれづれ草
拙舟散人閑話

医者のたわごと

浦部晶夫

インターメディカ

本書における引用文の名称・呼称・かなづかいは、原則として出典当時の表記のまま掲載しています。

なお、漢文の書き下し文は、旧かなづかいを使用しています。

医者のたわごと

目次

和

敬

清

寂

和

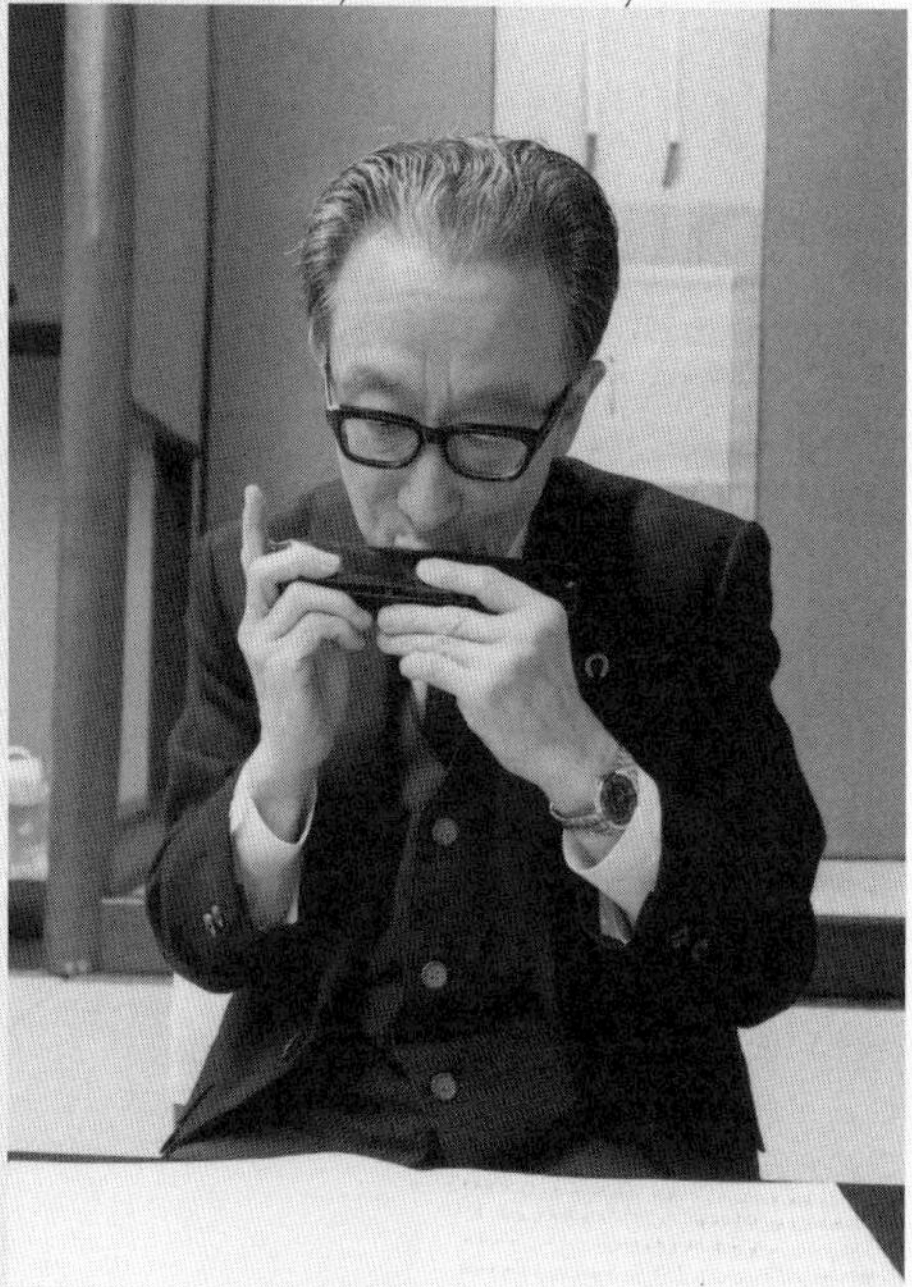

ハーモニカを吹く筆者

ハロウィーンの思い出

　一九七七年の春、アメリカに留学し、ニューヨークの東郊クイーンズ区のフレッシュメドウというアパート群が建ち並んでいる静かな所に、家内と三歳と一歳の子供と一緒に住み始めた。アパートのそばには緑の一画があり、ドッグウッドの林では初夏の頃に白い花が沢山咲いて綺麗だった。ドッグウッドは、日本でハナミズキあるいはアメリカハナミズキと呼ぶ木である。日本で並木などに植えられているものには紅い色の花をつける木もあるが、ニューヨーク郊外に群生していた木は全て白い花をつけていた。

　秋には、ニューイングランドの紅葉が素晴らしいと聞いて車でボストンに向かった。高速道路を走って行くと一面の紅葉で、日本よりも黄色が多いように思ったがスケールの大きい紅葉に感動した。

　十月の末が近づくと、三十一日はハロウィーンで子供達がやって来るから、チョコレートや飴などのお菓子を用意しておくとよい、と近所の人に言われた。家内がお菓子を沢山買って待っていると、私達の住むアパートの一階の玄関をこんこんとノックする音がする。開けると小さな子供が立っていて、「Trick or treat」と言う。お菓子をくれないといたずらするぞ、という意味で、ハロウィーンではこう言うことに決まっているのだそうだ。そこで家内がハローなどと言ってお菓子をやると、子供はにこにこして受け取り、次の家へ向かって行く。暫くすると、またこんこんとノックの音がする。開けると小さな子供が「Trick or treat」、そこでお菓子をやる。これが続いて、何だかこちらも幸せな気分になった。

　ハロウィーンは、キリスト教の聖人達の日である十一月一日の万聖節（All Saints' Day）の前夜祭のことで、アメリカで盛んになった風習だそうだ。私は十一月一日にパリにいたことがあり、休日だったような記憶があるが、前夜にハロウィーンなどというものはなかったように思う。

最近、日本でハロウィーン当日に若者達が渋谷などに集まって馬鹿騒ぎをすることが問題になっている。キリスト教の聖人達のことなど全く理解せずにただ単に仮装して騒ぐというのでは程度の低いストレス解消に過ぎず、恥ずかしい行為ではないだろうか。

シェイクスピアの面白さ

シェイクスピアが偉大な劇作家であることは誰でも知っている。恐らく中学生ぐらいになれば皆、「ロミオとジュリエット」や「ヴェニスの商人」などの作品なら何となく話の筋は想像がつくだろうと思う。しかし、実際に読むのと読まないのとでは雲泥の違いがある。

かくいう私も、つい最近までシェイクスピアをまともに読んだことはなかった。そこで、やはり読むべきだと考えて、二〇一九年の夏から、岩波文庫にあるもの全て、岩波文庫にないものは新潮文庫にあるもの全てを読み始めた。

シェイクスピアの作品は、詩を除けばみな戯曲である。戯曲を鑑賞するには芝居で見る方法と戯曲を文章で読む方法とがある。両方を楽しめれば最も良いのであろうが、通常は文章で読むことになる。

戯曲は読み慣れないうちは通常の小説を読む場合と勝手が違って戸惑う。しかし、登場人物の名前を配役表で確認することと、第何幕の第何場かということに気をつけながら読むとその世界に近づきやすいようだ。その点、文庫本についている配役表は大変便利である。配役表の頁に付箋を貼っておいて、読みながらいつでも付箋を貼った頁に戻って人物を確認するとよい。

その年の暮には、私は岩波文庫と新潮文庫でシェイクスピアを読み終えた。全集を読んだわけではないものの主要な作品はだいたい読んだと言えると思う。そこで、印象に残ったものを順不同に列挙してみることにする。

「ロミオとジュリエット」は世界で最も有名な悲恋であろう。古典劇の影響を受けているせいなのか、実に短い期間の物語であることにまず驚く。知り合ってから数日で二人共死んでしまうのである。知り合ったその翌日、親に相談することもなく教会で結婚の式を挙げるというのは常識では考えられないが、到底許してもらえないだろうという前提があったためなのだろう。いがみ合っていた両家の親が終幕で仲直りするのは、客の後味を考えた演出なのかも知れない。双方が一目ぼれし合うカップルの古典といえるだろう。

「ヴェニスの商人」はシャイロックという守銭奴を描いた作品である。シャイロックはシェイクスピアが創造したユニークな人物の一人であるが、実に憎々しげに描かれている。その当時、ヨーロッパでユダヤ人が如何に嫌われていたかがよく分かる。私が一九七〇年代にアメリカのニューヨークに留学した時、研究所には実に多くのユダヤ人がいたが、みな優秀で人柄も良く、親しくつき合った。当時、日本人はニューヨークのクイーンズに住む人が多く、ユダヤ人も沢山住んでいる地域であった。私が住んでいたクイーンズのフレッシュメドウという地区でも、親切なユダヤ人が周囲に沢山いて助けられた。ユダヤ人が日本人に親近感を持っていたということもあるかも知れないが、皆良い人達であった。「ヴェニスの商人」はユダヤ人が他の白人達から嫌われていたことが如実に知られる作品と言えるだろう。

「リア王」はシェイクスピアの四大悲劇の中でも最も胸を打たれる作品である。三姉妹の中で上の二人がずるがしこく、一番下のコーディーリアが純情で素直で親思いであるという構図は理解しやすい。最初のコーディーリアのせりふでリア王が激怒するが、どう読み返してもコーディーリアの発言は素直で正直なものであり、激怒するような内容ではない。私には、リア王は既に動脈硬化がかなり進んでいたとしか考えられないのである。

「ハムレット」は謎の多い傑作である。まず、ハムレットが後半で気が狂っていたのか正気だったのかというのが第一の謎であり、オフィーリアが死ぬのは自殺か事故死かというのが第二の謎である。謎が多く、読者にいろいろと考えさせるのが傑作の所以《ゆえん》かも知れない。

私は、ハムレットは一貫して正気であったと思う。オフィーリアにむごい言葉をかけるのは、母の再婚を見て女性が信じられなくなった結果、オフィーリアのことも信じられなくなってしまったためではないだろうか。オフィーリアが死んだのは事故だと私は考えたい。その方が哀れな女性の最期にふさわしいと思う。

また、ハムレットとオフィーリアとの間に肉体関係があったのかなかったのかという疑問があるが、私は肉体関係があったと考える。「若い男は隙《すき》さえみれば、やりたがる、ほんに一物《いちもつ》さまは罪つくり」という第四幕第五場のオフィーリアの台詞《せりふ》からそう判断するのである。

第三幕第二場では、劇中劇の王が「喜びきわまるところ、やがて悲しみきわまる」と言う。これは漢の武帝の「秋風の辞」にある「歓楽極まって哀情多し」という千古の名言と全く同一の内容であり、洋の東西や時代を問わぬ共通の感懐かとうなずける。「ハムレット」は何度読んでも哀れな感情に打たれる名作である。

「アントニーとクレオパトラ」は歴史的な人物が登場するので興味深い戯曲であるが、私は些細なことに気がつき、一層面白く思われた。第一幕第五場で、クレオパトラが「インクと紙を」と言うところがある。クレオパトラは紀元前三十年に死んでいるのであるが、紙を発明したのは後漢の蔡倫で、紀元一〇五年とされている。従って、クレオパトラの時代には紙はなかったと考えられる。シェイクスピアは紙がいつ発明されたのかは知らなかったのであろう。もっとも、この戯曲の中でクレオパトラが「インクと紙を」と言うのは自然であり、演劇上は問題ないことは言うまでもない。

「オセロー」は四大悲劇の一つであり、知恵も勇気もあるオセローが悪人の術中にはまって愛妻を殺すに至る。迷う、疑うということの恐ろしさが痛感される。それにしても、イアーゴーという人物の悪者振りには読んでいて不快になる。シェイクスピアは悪人を描くことが実に巧みであった。なかなかここまで悪くは書けないのではないだろうか。

「あらし」はシェイクスピア最後の戯曲で、名作の誉れ高い作品である。全体にゆったりとした進行で、勧善懲悪的にかたき討ちをするようなところもなく、実に大らかな終り方が印象深い。流石名作である。

シェイクスピアで思い出すのは英文学者で演劇評論家の小田島雄志先生のことである。私は駒場での東大教養学部の英語の授業で小田島先生に教わった。小田島先生は教材にはやはり戯曲を選ばれた。テネシー・ウィリアムズの戯曲であった。昭和四十一年頃だっただろうか、井の頭線の線路をはさんで東大教養学部の向こう側に喫茶店ができたので、珍しがって行ってみたことがあった。入って行くと、奥の方に小田島先生が陣取って盛んに仕事をしておられた。その頃から喫茶店を仕事場にしておられたようだ。

先生はまだお若かったのであるが、頭は既にかなり光っていた。私は三十代の頃には出口典雄さんのシェイクスピア・シアターの演劇をよく見に行ったが、小田島先生の翻訳に拠っていたのだと思う。

通貨の単位

現在の日本では、お金の単位は円である。銭や厘は通常は使わない。銭は円の百分の一、厘は円の千分の一であるが、そのような紙幣やコインはない。江戸時代の通貨の単位には、両、分、文、貫などがあったようだ。外国にはそれぞれの国の通貨があるので、外国に行った時は両替をして、その国のお金を使うことになる。

私が一九七七年にアメリカに留学してニューヨークの研究所で働き始めた時、給料は確か二週間毎だったと思うが小切手でくれた。小切手を銀行に持って行って、開設した口座に入金してから現金を引き出して使った。その頃は一ドルが二五〇円ぐらいだったのだが、アメリカで主として使ったお金は、十ドル札、一ドル札、二十五セント、十セント、五セント、一セントのコインであった。二十五セントのコインはクォーター、十セントのコインはダイム、五セントのコインはニッケル、一セントのコインはペニーと呼んでいた。一セントコインをペニーと呼ぶのはイギリスの影響なのだろう。ある時、一セントのコインを見ると、1946と書かれていた。私が生まれた終戦直後の年である。アメリカの通貨が如何に安定しているのかを痛感した。

その当時、ニューヨークの地下鉄に乗る時にはトークンというコインのようなものを買って改札口に入れるのだが、このトークンが二十五セントだった。バスに乗る時などにクォーターの代わりにトークンを出す人もいた。地下鉄のトークンが貨幣の代わりとしても使われていたのである。

百ドル札、五十ドル札、二十ドル札もあり、二十ドル札は時々使ったが、日常生活では五十ドル札は滅多に使わず、百ドル札は普通は見たこともないという状況だった。

ナイアガラの滝の見物に行った時はアメリカ側のバッファローからカナダに入ったが、カナダはカナダのドルとセントを使っていた。アメリカのドルの方がカナダのドルよりも少し強かったので、カナダでアメリカのお金を使うことができたが、その逆は駄目だった。

私は昭和の終り頃に初めて中国に行った。天安門事件より前だったが、その頃は中国のお金には両替できず、兌換《だかん》券というものに交換して使った。全ての物の値段が中国人と外国人とでは異なっていて、外国人は中国人よりも余程高い値段を出すという仕組みになっていた。

ヨーロッパでは、現在は多くの国がユーロに加盟していて、同じユーロという通貨を使っている。ヨーロッパのいろいろな国を旅行する時にいちいち両替をする煩わしさはなくなった。しかし、昔のフランスの一フラン硬貨などは立派だった。一方、イタリアのリラの紙幣などはよれよれの傷みの激しいものが多かった。そうした違いも味わいの一つだった。

イギリスは、昔は十二ペンスが一シリングで、二十シリングが一ポンドだった。それがイギリスの伝統だったのだが、一九七一年二月から百ペンスが一ポンドに変わったのである。私が初めてイギリスに行ったのは一九七八年だったと思うが、その頃は既に百ペンスが一ポンドになっていた。それでも、その時にはまだ一シリングのコインが流通していた。その時の一シリングコインをとっておけばよかったと思っている。

アクセルとブレーキの踏みまちがい

高齢者が自動車を運転中に交通事故を起こして不幸な結果を招いたという報道が相次いでいる。高齢になっても運転を続けていると事故を起こしやすくなるから運転はやめて免許を返上しようという動きも盛んになっている。高齢者の運転免許証の返上それ自体は結構なことである。

私自身は六十五、六歳の頃、自分で車を運転してゴルフに行き、帰りに運転しながら眠くなって困ったので、それを期に車の運転は止《や》めてしまった。都内に住んでいると車がなくてもそれほど困らないのである。

ところで、高齢者がどうして運転していて事故を起こすかというと、反射神経がにぶくなっているとか種々の原因があると思われるが、報道を聞いていると、アクセルとブレーキの踏みまちがいによる事故が圧倒的に多いようだ。オートマチックの車ではアクセルもブレーキも右足で踏むから、あわてた時にブレーキを踏むべきところでアクセルを踏んでしまって事故を起こすのである。あり得ることだと思う。

アクセルとブレーキの踏みまちがいをなくすためには、アクセルは右足で、ブレーキは左足で踏む習慣を身につけることが最も良い。私は三十歳になる頃に医局の先輩からそう教えられ、ニューヨークのタクシー運転手なども半数以上はそうしていると聞かされた。

それ以来私は、左足でブレーキを踏む運転に変えて、留学中も帰国後もずっとその教えを守り、運転を止めるまで続けてきた。左足は常にブレーキの前に置き、道が混んでいる時などは左足をブレーキの上に浮かせておいて運転した。その結果、ブレーキをかけようとすると反射的に左足が動くようになった。現にブレーキの形は、右足で踏んでも左足で踏んでもよいように、どの車でも横長になっている。

オートマチックの車で運転を習う場合は、初めからアクセルは右足で、ブレーキは左足でと教えて、それを習慣づけさせることが大切だと思う。それだけでアクセルとブレーキの踏みまちがいはなくせる筈である。

酒の飲み方

私は酒席が好きである。親しい友人達と食事をしながら酒を飲むことは無上の喜びの一つである。ビールも飲むし、日本酒も飲む。ワインも飲む。立食パーティーの時などは赤ワインを飲むことが多い。それで私は赤ワインが好きだと思われているようだ。それは間違いではない。但し、私は同じくらい日本酒も好きである。人肌ぐらいのお燗をした日本酒はどんな料理にも合う。ワインがどんな料理にも合うのと同様である。

このように書くと、私が酒好きの酒飲みだと誤解する人があるだろう。しかし、私は酒好きだが、実は酒に弱いのである。

二十代の頃は自分がどれぐらい飲めるのかが分からず、飲みすぎて気分が悪くなることも多かった。よそのお宅でご馳走になっていてつい飲み過ぎ、そのお宅のトイレで吐くような醜態も演じたし、飲んでタクシーで帰る途中で、タクシーを止めて道端で吐くこともしょっちゅうであった。

大学の医局にいた頃、ある冬の晩に飲み会があった。酔っ払ってタクシーで帰り、うちでオーバーを脱いだところ上着を着ていないことに気がついたが、翌朝病棟に行ってみると私の上着が届けられていた、ということもあった。

三十歳になってアメリカに留学した時には、研究室の上司や同僚のお宅でよくパーティーが開かれた。家内と小さな子供達を連れて車で出掛け、皆でアルコールを飲みながら歓談した。当時はアルコールを飲んで車を運転することは大目に見られていた。流石にアメリカでは飲み過ぎるようなことは控えていた。

留学後に東大第三内科の医局に帰った三十代中頃から、医局から外に出た四十代と五十代中頃までが外で酒を飲む機会の多い時期であった。ちょうどバブルの時代と重なっていて宴席が多く、銀座のクラブに行くことも多かった。その頃になると自分の飲めるアルコールの量についても大体自覚して、気分が悪くなる前にペースダウンしてあまり飲まないようになった。飲むと眠くなることも多かった。私の恩師の髙久史麿《たかくふみまろ》先生のお伴をして飲みに行った時などは、髙久先生と私とで代わる代わる寝ていたこともあった。

私が四十代の頃だったと思うが、韓国のソウルに行った時、いわゆる妓生《キーセン》パーティーの席上で、コップいっぱいに注いだビールにウィスキーを入れたウィスキーグラスを浮かせ、一気に両方を飲み干す「爆弾」と称される乱暴な飲み方につき合わされたことがあった。

酒を味わうどころではないひどい飲み方があったものだが、その時はほとんど気絶状態になった。しかし、吐くことはなかった。ただどうやってホテルに帰ったのかは覚えていない。その後、韓国に行って製薬会社の人達に会うと、私の顔を見て、「ああ、あの時、酔っ払った……」などと言われた。まだ酒の飲み方もわからない、大学の新入生がクラブ活動のコンパで飲まされて急性アルコール中毒になって死亡したりする報道に接すると本当に気の毒に思う。酒はそのような飲み方をするものではない。

私は上皇陛下の皇太子時代からお代替りの後にかけて、東宮侍医、お代替りの後は侍医兼東宮侍医として上皇陛下とご家族にお仕えした。このような立場の人を宮内庁では旧側近奉仕者と呼んでいる。ある立場以上であった旧側近奉仕者は元日に宮中に参殿して天皇皇后両陛下に年賀のご挨拶をすることになっている。

両陛下に向かって一同が列立し、元宮内庁長官などが代表して新年の祝賀を申し上げると、陛下からお言葉がある。両陛下が退出された後、一同は別の部屋に移動し着席して、おせち料理とお酒を頂く。その時に出されるお酒は、錫《すず》の大きな徳利に入った人肌にお燗をした日本酒で、三三九度に使うような漆塗りの木の杯《さかずき》に注がれるのであるが、これが何とも言えず実に美味しい。日本酒の美味しさは、宮中で頂く人肌にお燗をしたものにとどめを刺すと私は思っている。

世の中には酒道の達人というような人がいて、英文学者の吉田健一さんや独文学者の高橋義孝さんなどの酒に関する随筆を読むと、その道を極めるには実に多くの段階があって、自分などはその入り口附近でうろうろしているに過ぎないのだとつくづく思う。しかし、その道を極めなくても、人に迷惑を掛けずに楽しむことが出来ればそれでよいのではないだろうか。

キャバレー

テレビのニュースで、新宿の歌舞伎町にあったキャバレーが閉店したと報道していた。懐かしんで訪ねて来た客の姿もあり、経営者の男性も残念そうであったが、時代の流れによるものだろう。男性客がホステス相手に食事をしたりダンスをしたりするキャバレーのような社交場は、現代のニーズには合致しなくなってきたのかも知れない。現にアメリカ本土では、ホステスが男性客の相手をするクラブやバーは存在しないようだ。

キャバレーと聞くと、私が若い頃に時々行った赤坂のニューラテンクォーターを思い出す。赤坂見附の近くにホテルニュージャパンというホテルがあった。ホテルに向かって左側の外に地下に降りる階段があり、降りた所にニューラテンクォーターがあった。広いホールに大きなテーブルが沢山あり、ホステスが大勢いた。丸いテーブルを囲んで椅子に坐り、ホステスと一緒に食事をしたような記憶がある。時間が来ると舞台の上で、音楽が演奏された。

私は東大第三内科の同僚と時々行ったのであるが、私達が行った時はいつも見砂直照《みさごただあき》と東京キューバンボーイズが出ていたように思う。ちょび髭を生やした見砂さんのタクトに合わせてリズミカルなラテン音楽が始まると、お客はホステスとダンスをした。明るく華やかな空間であった。

ある時、三人で行って勘定を支払う段になって、三人のお金を合わせても足りないことがあった。すると、我々を担当していたベテランのホステスさんが、ちょっとボーイさん、と言ってボーイを呼び、何か話していたが、私に、この人に二千円あげて頂戴、と言った。私が彼に二千円渡すと彼は勘定書を持って行って、安く書き直したものを持って来てくれた。それで勘定を済まして帰って来たのであるが、人情味があったと思う。ホテルニュージャパンは火事で焼けて無くなってしまい、その後、ニューラテンクォーターも無くなった。

キャバレーというと、ニューラテンクォーターを思い出し、まばゆいばかりの華やかで音楽に溢れた空間を思い出す。高度成長期だったのだと思う。いつも一緒に行った医師の一人はその後、水戸の近くで開業し、地元の人達と交流を深め、活躍していたが、先年惜しくも癌で死んでしまった。

賭け麻雀について

先日、K検事長が新型コロナウイルス感染症に関する緊急事態宣言発令中に賭け麻雀をしていたと報道され、辞職に追い込まれた。これについては考えるべきことがいくつかある。

まず第一に、K検事長が検察官の定年延長を可能にする新法案の渦中の人物であったということ。二〇二〇年の初めに安倍内閣が定年を間近に控えたK検事長の定年を延長し、そのことがK氏を検事総長にしたいという官邸側の意向の表れであると取り沙汰されていた。

その後、国家公務員の定年延長に連動するものだという説明とともに検察官の定年延長法案が提出された。しかしこの法案は、検察の独立性を阻害するものだとして、多くの国民や元検事総長など斯界の人々の反対が強く、政府は法案を取り下げた。私も多くの国民が反対するものを無理押しすることはまずいと考えていたので、法案取り下げを聞いた時にはほっとした。

その直後に起きたのがK検事長の賭け麻雀事件であった。マスコミは、緊急事態宣言中にあるまじき行為であるとして糾弾し、野党議員も同調した。緊急事態宣言中には、密閉、密集、密接のいわゆる3密を避けるようにと強く推奨されている。そのさなかに麻雀をしたことは確かに不適切であったと思う。しかし、ただ3密を避けなかったというだけでは、まあ謝ればよい事柄だと思う。ところが、マスコミなどは鬼の首でも取ったように「賭け」の部分を強調した。「賭博罪に照らしても」などとも報道された。しかし、そもそも現在の日本では、麻雀はほとんどが金を賭けて行われている。お金を賭けずにやっているのは恐らく、高齢になってからカルチャースクールなどで覚えた人ぐらいではないだろうか。つまり、麻雀と言えば賭け麻雀なのである。少しでもお金を賭けていないと気合の入り方が違うのだと思う。

私は麻雀はやらないので詳しいことは分からないが、私の友人にも麻雀好きは結構多い。定期的にやっている人もいる。しかし、麻雀人口はどんどん減っていて、以前は至るところにあった雀荘《じゃんそう》がなくなりつつある。とりわけ学生街には必ずあったものだが、今ではほとんどなくなってしまったようだ。K氏は、霞が関界隈の雀荘では目立つので知人のマンションでするようになったと報道されていたが、恐らくそうではなく、雀荘がどんどんなくなってしまったので仕方なく知人のマンションでやるようになったのではないか。

私の同級生でとびきり麻雀好きの人物がいる。麻雀が人生の重要な部分を占めていて、麻雀のない生活など彼には考えられないのだと思う。最近では彼の自宅に友人三人が定期的に来て四人で雀卓《じゃんたく》を囲んで死闘を繰り広げているらしい。私の知っている有名な先生方でも麻雀好きは多い。

K検事長の話に戻るが、安倍首相が肩入れをしていた人物とみなされたために、坊主憎けりゃ袈裟《けさ》まで憎いということで槍玉に挙がってしまった。確かに緊急事態宣言中なのだから我慢しておけばよかったのだが、本当の麻雀好きはそんなことでは止められないのである。私が読書を止められないのと同じである。

賭博罪という犯罪がある。法律がある以上、罪は犯してはいけない。しかし、自動車のスピード違反にしても、皆、捕まったのは運が悪かったと思っている。捕まらないように気をつけながらスピード違反をしている人は多い。

賭け麻雀も捕まれば罪になるのだろうが、麻雀をしているほとんどの人が賭けているという実情を考えると、それほど目くじらを立てなくてもよいのではないかと私は思う。法外な金を賭けていたわけではなく、日常生活の延長であった場合は尚更である。

なお、K氏は新聞記者など新聞社の人と麻雀をしていたようだ。K氏ぐらいの人になると仕事上の機密を漏らすようなことはないと思うが、この点には十分な注意が必要だとは思う。

K氏は訓告という比較的軽い処分になった。これに対しても甘すぎるとか種々の議論が行われているようだが、私は、軽い処分で良かったと思った。退職金なども規定通り支払われるそうで、安心した。約四十年間公務員として働いて、多くの功績を挙げてきたのであるから、退職金などはきちんと支払って、これまでの労をねぎらうべきである。

社会的に高い地位にある人は人格高潔であることが望ましいが、趣味まで詮索することはプライヴァシーの侵害になる。人格者は一般に良い趣味を持っていることが望ましいが、無趣味の人も多い。何らかの趣味を持って生活することが豊かな人生を送る上で必須だというのはかねがね私の持論である。趣味を持つなら良い趣味を持つに越したことはないが、麻雀が悪い趣味だとは言えないと思う。K氏の事件は、政府と近しい関係にある人物の足はなるべく引っぱろう、何か失策をした人がいたら皆でいじめようという、よくある行動パターンが露呈したものといえそうだ。

なじみの店

私も買物をしたり、レストランや食べ物屋に入って食事をしたりする。気に入った店があると、ずっとその店に通う。極めて保守的である。

最近の世間の傾向を見ていると、何か欲しい物がある時にはインターネットで探す人が多いようだ。レストランなどもインターネットで検索して比較検討して決める人が多い。親しい仲間で食事をするような場合でも、インターネットで探して毎回別な店に行くという人がいる。私のように決まった所に何十年も通うのは少数派らしい。

毎回別の店に行ってみたいという気持は分からないではない。しかし、私の場合は、なじみの店のいつもの席に坐って、知り合いの店員さんと会話をする方が落ち着く。

私は美味しいものを食べて美味しいと感じることは人並みに好きなのだが、食通というほどではなく、ああ良い店だなと思えば、その店を他の店と比較するようなことはしないでその店にずっと通うのである。その店との出会いは縁だと思う。自分の人間関係から派生した結果であるから、それを大切にしたい気持が強いのである。

食通の人は、天ぷらはここが良い、寿司はここが良い、鰻はどこ、ステーキはどこ、居酒屋で肴のうまいのはどこ、などと列挙するが、私はそういうことはしない、というよりも出来ない。ただ、私の行く店は大体決まっているので、もし聞かれたら個人的に教えるだけである。

ただ困るのは、気に入っていた店がだんだんなくなることである。例えば、天ぷらでは、本郷にあった天満佐《てんまさ》の天丼を何よりも好んでいたのであるが、大分前になくなってしまった。天丼のどんぶりのふたをとると、ごま油で揚げた香ばしい天ぷらが目に入り、天ぷらの美味しさはいうまでもなく、かけたたれが御飯にしみ込んでいて何ともいえず旨かった。無愛想な太った主人が鍋の前に立って天ぷらを揚げるのを見ながらカウンターに坐って待っていたものであるが、もう二度と経験できないのは残念である。

神田の淡路町の交差点の近くにあった天兵《てんぺい》は榧《かや》の油で揚げるという特徴があった。ご主人は私がゴルフを始めた頃に紹介されて、一緒に福島県までゴルフに行ったこともある仲間であった。天兵の天ぷらもやはり鍋の前のカウンターで食べるのが良かった。食事の最後に小さなかき揚げ丼を出してくれて堪能したものであるが、天兵も二〇一九年に閉店してしまった。天満佐も天兵も木造家屋の格子戸を開けて入るのが良かったのだが。

そうなると、私の性分としては新しい店を開拓するということはせず、残りのなじみの店に通うしかないのである。そうはいっても休日の昼などに家内と近所で簡単に食事をしようという時などは、新しい所へ行ったりもする。

着る物に関しては全て決まった店にお願いをしている。床屋も四十年近く変わらずある理容師さんに頼んでおり、床屋の椅子に坐って世間話をして、うつらうつらする至福の時を定期的に享受している。なじみの店がいつまでもあるようにと願っている今日この頃である。

名曲アルバム

ＮＨＫのＢＳプレミアムで、月曜から金曜まで毎朝五時五十五分からの五分間「名曲アルバム」が放映される。私はＢＳプレミアムの「クラシック倶楽部」にひき続き毎朝見て楽しんでいる。「クラシック倶楽部」は途中から見るのであるが、「名曲アルバム」は五分間なので全部見ている。

「名曲アルバム」は主としてクラシック音楽の番組であるが、その音楽の背景となる作曲された状況、作曲家の生涯などを示す映像が音楽とともに流される。その映像が素晴らしいのである。クラシック音楽の番組が中心なのでヨーロッパの景色が多いが、字幕として出てくる適切な説明が大変参考になる。新型コロナウイルス騒ぎで海外旅行が難しくなっている昨今、「名曲アルバム」は旅情を味わえ、大変良い慰めとなる。

「名曲アルバム」の選曲も素晴しいが、それぞれの音楽にふさわしい映像の撮影には随分骨が折れたろうと思う。字幕説明も見逃せないので、「名曲アルバム」の五分間は目が離せない。「名曲アルバム」は朝の忙しい時間に心をなごませてくれる一瞬の息抜きなのである。

原稿用紙

私は、四十代、五十代の頃は日本語の医学論文のいわゆる総説の原稿依頼が多かった。一年に五十篇ぐらい書いていた。依頼は一年の間で多い時もあれば少ない時もあったが、原稿を書いていない時期はほとんどなかった。私はどんな依頼でも断らずに書いた。原稿依頼の封筒を〆切り順に本棚の決まった場所に立てて並べておいて、手前から取っては片っ端から書いていた。

当時はワープロ（ワードプロセッサの略）を使う人がだんだん増えていた時期で、後にはパソコンで原稿を書く人がほとんどになっていったが、私は終始一貫、原稿は手書きのみであった。依頼された原稿は似たような内容のものが多かったが、それでもその都度初心に帰って原稿用紙に鉛筆で書いた。依頼された原稿用紙の枚数に合わせて、〆切りにそれほど遅れずに書いていた。外来や病棟回診の合間に書いたので忙しかったが、忙しいことは苦にならなかった。

原稿用紙はそれぞれの医学系出版社から送られて来る横書き原稿用紙を使い、残ったものは全て取っておいた。私は随筆のような雑文を書くこともあったので、その時は残っていた横書き原稿用紙を縦にして使った。

鉛筆はBを使った。三菱でもトンボでもこだわらずに使ったが、同じBでも三菱とトンボとで硬さが少し違うように感じた。三菱の方がいくらか軟らかい感じがしたので三菱を使うことが多かった。鉛筆にも安い物と高価な物とがあるが、安い物でも日本の鉛筆の品質は大変良いので、値段にはこだわらずに使っている。

原稿用紙の枡目を見ながら、枡目を鉛筆でうずめてゆく作業が私には楽しいのである。作家ではないが、何十年も続けてきたことであり、慣れた仕事になっている。原稿用紙とBの鉛筆と消しゴムとは私の座右の必需品である。

最近では、日本語で随筆のような文章を書くときには原稿用紙を買って書いている。

Ａ４判の横書き原稿用紙を縦にして使うことが多い。なぜなら横でも縦でも使えるので便利なのである。また、Ａ４だとコピーする時に便利である。Ａ４でなくてもコピーは出来るが、コピーの主流はＡ４であろう。たまたまＡ４判の横書き原稿用紙が品切れだったりすると普通の縦書き原稿用紙を買うが、やはりＡ４判を選ぶようにしている。原稿用紙の枡目を見ていることが私は好きなようだ。

おじぎの仕方

日本人は挨拶の時におじぎをする。全体的に東アジアではおじぎをする人が多いが、日本人が一番丁寧なようだ。幕末に日本に来た西洋人の書いた物を見ると、日本人は丁寧で、会った時に、お互いにいつまでたってもおじぎをし合っている、と感心している。多分今よりもよっぽど丁寧だったのだろう。

きちんとした礼儀作法は社会生活を円滑にする上で欠くことの出来ないものであり、日本の社会ではおじぎの文化は定着しているといってよい。西洋人は握手をする。握手をした後、抱き合っている光景もしばしば見かける。左右交互に頰と頰をすり合わせたりもしている。しかし、新型コロナウイルス感染症の流行後は、握手や抱擁は控えられているようだ。

西洋人もおじぎをすることがある。必ずおじぎをするのがコンサートで演奏が終わった時である。演奏後に演奏者が聴衆に向かっておじぎをする。オーケストラの場合は指揮者がおじぎをする。おじぎをする時に、丁寧さを追加するように片手を胸に当てておじぎをする場合もある。何度かおじぎをした後に片手を胸に当てたりしている。

女性のオペラ歌手などが裾の長いドレスを着ている時に、片足を後ろに引いて膝を曲げて腰を折るようにしておじぎをすることもあり、足の様子はドレスの中なので分からないのであるが、優美である。同様の挨拶を、やはり長いドレスを着た女性が王侯貴族などと握手をする時に腰をかがめながらする場合がある。これなども、堂に入っていると流石と思わせる。

しかし、変なおじぎの仕方が見られることがある。コンサートで西洋人の演奏家がおじぎをする時に、体の上半身を前傾させて両手を下に向かって伸ばし、どんどん手の先を下げる人がいる。丁寧におじぎをすると手の先が床に付きそうになるのである。ラジオ体操で前かがみになる時には手を床につけるようにするのがよいとされるが、おじぎの場面ではおかしい。

アリス＝紗良・オットというドイツ生まれの女流ピアニストが来日して演奏会を開いた時の演奏後のおじぎが、まさにそれであった。上半身を九十度ぐらいに前傾させて、両手は床に付きそうであった。美人で上手なピアニストで日系人なので人気があり、万雷の拍手を浴びてそれに応える気持がよく現れてはいたが、おじぎのスタイルは一寸妙であった。日本人のお母さんが教えてやれば良いのにと思った。

もっと以前であるが、ヴァイオリニストの樫本大進《かしもとだいしん》がリサイタルをしたので聴きに行ったところ、ピアノ伴奏はロシア人ピアニストのコンスタンチン・リフシッツであった。樫本大進のヴァイオリンは素晴らしく、こんな綺麗なヴァイオリンの音があるのかと感動した。もちろん伴奏も素晴らしかった。ただ、演奏後、樫本さんのおじぎは何の問題もなかったが、リフシッツのおじぎは例の、手が床に届きそうになる変なおじぎであった。彼は手が長いのか余計変に見えた。リフシッツは優れたピアニストでピアノ・リサイタルも随分しているが、リフシッツと聞くと私はあの変なおじぎを思い浮かべてしまうのである。

私が上手なおじぎの仕方だと感心したのは女優の森光子のおじぎである。森光子は放浪記のロングランで有名で、晩年に文化勲章を受章した。

その時の様子がテレビで放映されたが、宮中で天皇陛下から勲章を頂く際のおじぎの仕方が見事だった。勲記を押し頂くようにしてうやうやしく陛下に対しておじぎをしたが、いかにもありがたく頂くという気持が現れていて、半分は芸なのかと思わせるほどであった。役者としての年季がおじぎの仕方ににじみ出ていた。

オーディオ装置

オーディオ装置とはレコード鑑賞のための装置である。レコード、CD、DVD、カセットテープなどから音楽を再生するための装置だが、主としてレコードやCDを聞くための装置といってよいだろう。以前はオーディオ装置に凝《こ》っている人が沢山いた。

一九七六年に京都で国際血液学会が開かれた。私は初めて参加する国際学会だったし、英語で学会発表するのも初めてだったので、緊張して前もって発表の練習を何度もしたりした。その学会のために、カナダ出身で当時はスイスの研究所にいたノーマン・イスコフという研究者が来日したが、私も彼と似たような仕事をしていたので、そのよしみで学会終了後に彼の東京見物の案内をした。

彼の東京での最大の関心事はオーディオのアンプを買うことであった。そこで、秋葉原に連れて行って希望のアンプを買う手伝いをしたのであるが、彼の希望は何か良い品物を買いたいなどという曖昧なものではなく、何の銘柄の何の何番などとあらかじめ詳しく調べてあった。その情報をもとに、店の人に事細かに色々と問い質《ただ》し、希望の品物を買うことが出来た。彼は日本に来た目的をようやく達したかのように喜んでいた。当時は日本のオーディオメーカーが競って高性能の製品を作っていたのだと思う。

私も音楽好きなのでステレオは持っているが、ステレオに凝るということはなかった。ある程度の性能があればそれで満足している。世の中にはオーディオに凝るあまり、自宅の部屋から改造して、その部屋にオーディオ装置一式を備えつける人もいるのだそうである。レコードプレーヤー、アンプ、スピーカーなどそれぞれをとびきり良い物でそろえ、それらの相性なども考慮するのだろう。

いくら良い装置があっても、押し入れの脇の古畳の上などに置いたのでは良い音響は望めないことは想像できる。だからといって、部屋から作り直すのではあまりに大変である。五味康祐《ごみやすすけ》の『西方の音』を読むと、五味一刀斎のオーディオマニアぶりがよく分かる。常軌を逸していて、もはや気違いじみているが、本人は必死なのである。これぐらい凝ればさぞ良い音がしたのだろうと思う。

私はコンサートに行ってクラシック音楽を聴くことが好きである。曲目にもよるが、コンサート会場で音楽を聴いていて、この音量は自宅のステレオで再生することは出来ないと感じることがよくある。リヒアルト・シュトラウスやストラヴィンスキーなどの大編成の管弦楽曲のフォルティシモのところなどは再生不可能だし、もし再生できたら隣近所から苦情が出ることは間違いない。

NHK交響楽団の定期公演を聴きに行き、その時の演奏を後日NHKテレビの日曜夜のクラシック音楽館で聴くことはよくあるが、同じ演奏でも別の音楽鑑賞だと思う。オーディオ装置によるレコード鑑賞はコンサート会場での音楽鑑賞とは別の鑑賞方法なのである。オーディオ装置にこだわってなるべく良い音を求める気持は理解できるが、コンサート会場と同じような音を求めることは所詮無理だと思う。

接待とは

新型コロナウイルス感染症の蔓延に伴って緊急事態宣言が出された関係で、休業を余儀なくされた職種に夜の盛り場の飲み屋がある。特にホステスがいて客にお酌をするようなクラブ等は目の敵《かたき》にされた。最近ではホストクラブが特に問題視されているが、それを小池都知事などは「接待を伴うナイトクラブ」などと表現した。そもそも「接待」というのは、客をもてなして、その飲食代金をもてなす側が支払うことを言うのである。接待とはもてなす側がもてなされる側の代金を支払うことであって、お酌をしたホステスが客を接待したとは普通は言わない。ホステスは客のお相手をするのであって、接待するのは客を招待した人なのである。

この辺のことは国語学者がきちんと発言すべきだと思うが、接待という言葉の誤用が一人歩きしないように、以前さんざん接待された経験者である私が老婆心ながら言うのである。そうでないと、我々は割り勘で飲んでいるので接待ではないと主張する人も出てくると思う。接待という言葉は使わず、男女差別にならないように気を付けて「ホストあるいはホステスのサービスを伴う飲み屋」とでも言っておくのが良いと思う。

水戸芸術館

私は水戸室内管弦楽団の定期公演がある時には水戸芸術館に行って演奏を聴いている。わざわざ水戸まで行って水戸芸術館のコンサートホールで水戸室内管弦楽団の演奏を聴くことは、音楽鑑賞を楽しみにしている私にとって最大の喜びの一つである。

水戸芸術館ならびに水戸室内管弦楽団の創立三十周年記念のコンサートが二〇二〇年二月の五日、六日に行われ、私は二月五日に行ったのだが、水戸室内管弦楽団の実力の素晴らしさとホールの音響の良さに圧倒された。いつものことなのであるが、音楽そのものが舞台から客席に向かってぶつかって来るような迫力を感じた。

水戸芸術館ならびに水戸室内管弦楽団は、吉田秀和と小澤征爾という二人の巨匠の尽力によって出来上がったものであり、これまでの実績によってその功績の偉大さは今更私が言うまでもないことである。いつもは小澤征爾さんが指揮するのであるが、最近は小澤さんの体調や体力のこともあって指揮者なしで演奏されることも多い。それでも指揮者がいるのに劣らぬ名演奏なので、さらに驚かされる。一人一人の演奏家の技量が格段に優れていることに加えて、アンサンブルが絶妙なのである。音楽における対話も素晴らしい。

音楽に聴きほれるということは、もちろん音楽好きならば誰しも経験するところであるが、コンサートに行けば必ず体験できるものでもない。しかし、水戸に行くとその感動を体験する確率が高いのである。

水戸に行く常磐線の特急は以前は上野が始発だったのだが、最近は品川が始発に変わり、私にとっては自宅から近くて大変都合が良い。わざわざ遠くに行くという感じがないし、列車の窓から筑波山を眺めていると心が落ち着く。偕楽園を左手に見るとすぐに水戸駅に着き、タクシーに乗ると運転手さんの言葉の独特のアクセントにも懐かしさを感じるようになった。

帰りには水戸駅の売店で納豆と「水戸の梅」という紫蘇で包んだお菓子を買う。水戸の納豆は東京でも売っていると思うが、水戸駅で買ったものはおいしいのである。「水戸の梅」はお土産にするのに良い。音楽鑑賞と近郊への日帰り小旅行を同時に楽しめるので、水戸芸術館に行くことは私の楽しみの一つになっている。

古楽器あるいはピリオド楽器

古楽器とは、現代の楽器とは形や演奏法の異なる古い時代の楽器のことで、単に古くなった楽器のことではない。例えば、現代のフルートは沢山のキーがついていて各種の半音などが出しやすくなっているが、バッハの時代のフルートはキーはほとんどなく、穴を指でふさぐふさぎ方によって全ての音程を出すようになっていた。このような、バッハの時代に使われていたようなフルートは「古楽器」のフルートと言う。バッハの時代に使われていて現代まで保存されているフルートもあれば、現代になってから昔のフルートと同じように作った新品の古楽器もある。

ピアノは管楽器などに比べると歴史が新しいのであるが、それでも随分変遷がある。

モーツァルトが弾いていたピアノとショパンが弾いていたピアノとでは違いがあり、また、いずれも現代のピアノとは異なっていて、どちらも「古楽器」のピアノという。モーツァルトやショパンの時代に作られて現代まで保存されているピアノは貴重である。丁寧に修復して演奏できるようにした古楽器のピアノもあれば、昔のピアノそのままに新しく作られた「新しい古楽器」もある。一般に十九世紀中頃より前のピアノは「ピアノフォルテ」あるいは「フォルテピアノ」と呼ばれるが、呼び名は国によっても異なるようだ。

さて、古楽器による演奏については、モーツァルト作曲のピアノソナタをモーツァルトの時代の古楽器のピアノで演奏することを「ピリオド楽器による演奏」と呼ぶことが多い。作曲された年代の古楽器をピリオド楽器と呼んでいるのである。つまり、モーツァルトのピアノ曲をモーツァルトの時代のピアノで演奏し、ショパンのピアノ曲をショパンの時代のピアノで演奏することをピリオド楽器による演奏と言うのである。

モーツァルトの交響曲をオーケストラで演奏する際には、昔風にかなり小人数の編成で演奏する場合と大編成のオーケストラで演奏する場合とがあり、また、古楽器による演奏もあれば通常の現代の楽器による演奏もある。弦楽器の場合は、昔風にヴィブラートをかけずに演奏する時と現代のようにヴィブラートをかけて演奏する時とでも随分印象は異なる。古楽器による演奏をどう評価するかは、音楽のとらえ方という問題が根底にあるので、人によって好みや考え方がかなり異なると思われる。

フルートのような管楽器の独奏演奏では、バッハのフルート曲などを古楽器のフラウト・トラヴェルソで演奏すると、温かみのある音色のために古雅で典雅な雰囲気の演奏になる。同じ曲を現代のフルートで演奏すると、明瞭な音色で音量も大きくなり、華やかな雰囲気の演奏になる。どちらが良いかは全く個人の好みに依存するので何とも言うことはできない。但し、広いホールで演奏する場合は、現代の楽器の方が大きな音でよく響くので有利であることは間違いない。

弦楽器は昔のものと今のものとで本質的には大きな差はないことが多いので、古楽器による演奏と現代の楽器による演奏は似たものになるようだ。ヴァイオリンでは、古楽器に相当するストラディヴァリウス作のものが多くのヴァイオリニストの垂涎の的になっていて、多くの名手によって使われている。ヴァイオリンには、古楽器と現代の楽器という区別は存在しないようだ。

鍵盤楽器の場合は、ハープシコードとピアノとでは構造も音を鳴らす原理も異なり、見た目は似ていても全く別の楽器である。例えば、バッハのゴルトベルク変奏曲はハープシコードで演奏される時と現代のピアノで演奏される時とがあり、両方とも深い味わいがあるが、私などはハープシコードの澄んだ音色に引き付けられることが多い。

現代のピアノの祖先と言うべき楽器はピアノフォルテと言われていた楽器である。原理的には現代のピアノと同じで、ただ少し小型である。ピアノという楽器はモーツァルトがピアノソナタを沢山作曲した頃から進歩し、発展し始めたようだが、大まかに言って、モーツァルトの頃のピアノ、ショパンの頃のピアノ、現代のピアノと三段階に分けて考えるとよいかも知れない。なお、とくにベートーヴェンの時代に大きく進歩し、ベートーヴェンがピアノソナタ「悲愴」を作曲した頃のピアノと晩年のピアノソナタを作曲した頃のピアノとでは既に大分違っていたようだ。

モーツァルトのピアノ曲をモーツァルトの頃のピアノで弾く、あるいはショパンのピアノ曲をショパンの頃のピアノで弾く、即ちピリオド楽器のピアノで演奏されると、現代の演奏とは印象が異なり、モーツァルトが弾いた時はこういう音だったのか、ショパンが弾いた時はこういう音だったのかと、昔懐かしい気持に浸ることができる。

一方、現代のピアノでモーツァルトやショパンの作品を演奏すると、遥かに切れ味鋭い力強い演奏に接することができる。私の個人的な考えだが、モーツァルトやショパンがもし現代のピアノを弾いたら、素晴らしい楽器だとすごく喜んだのではないか、と思う。恐らくモーツァルトもショパンも現代のピアノの方が良いと言って、もっと沢山のピアノ曲を作ったのではないか、と想像する。

もちろん、ピリオド楽器での演奏を否定しているのではなく、楽器の進歩に伴って演奏も進化し、同じ曲でも現代の楽器で弾く方が迫力のある演奏になることが多いのである。一方、ピリオド楽器による演奏は古雅な味わいがあって良い、と思うことも事実である。

私の音楽鑑賞

クラシック音楽が好きで、よくコンサートに出掛けたり、うちにいる時にはＣＤを聴いたりしている。音楽を楽しむ方法には演奏することと鑑賞することとがある。両方できればそれに越したことはないのであろうが、私の場合は少しは演奏もするものの、もっぱら鑑賞する方に重点が置かれている。

音楽鑑賞の方法としては、コンサートに行くこととＣＤなどのいわゆるレコード鑑賞とがあり、両方とも重要だと思う。録音技術が開発される以前は生演奏を聴く以外に音楽鑑賞の方法はなかったので、ヨーロッパの貴族などはおかかえの音楽家に好きな時に演奏させていたのだろう。

録音技術の進歩に伴って、我々は好きな時に好きな音楽が聴けるようになった。レコード鑑賞法にもSP、LP、CDと変遷があるが、私が鑑賞を始めたのはLP以降である。レコード鑑賞の利点は何と言っても、自分の好きな時に、好きな曲を、演奏家を選んで聴けるという点である。正札つきの名演奏を聴くこともできるし、一般的な評判とは関係なく、自分の好みの演奏を聴くこともできる。同じ曲を別の演奏家で比較して聴くことができることなど、レコード鑑賞の優れている点は数えあげればきりがない。

一方、コンサートに行く方はどうか。わざわざコンサート会場まで足を運ばなければならないが、生演奏を直《じか》に聴くことで、レコード鑑賞では得られない感動を得ることができる。コンサート会場の音楽の中に身を浸していなければ分からない衝撃を受けることもある。

レコード鑑賞では、名演奏を何回でも聴くことができ、感動もその都度得られるが、何回も聴くうちにやはり慣れてしまう。ああ、いいなあと思うに留まるのである。それに引き替えコンサートはまさに一期一会《いちごいちえ》である。この日この時のこの演奏はもう二度と繰り返されることはないのである。そこに同席している自分が感動すればするほど、生演奏でなければ得られない経験であることを実感する。

もっとも、生演奏なら必ず感動するかと言うと、そのようなことはない。こちらの体調や精神状態が悪い時には感動しない。専門的なことは私には分からないが、演奏家も出来不出来は当然あるのだろう。しかし、素人でも良い演奏を繰り返し聴いていると耳が肥えてくることは確かで、演奏のいろいろな面白さが次第に分かってくる。

私がコンサートに行って感じる醍醐味は、生の感動を体験することである。感動は批評することではない。私は批評はその道の専門家でなければできないものだと考えている。たとえば、相撲は元相撲取りでなければ分からないところがあるように、ピアノ演奏はピアニストでないと、ヴァイオリン演奏はヴァイオリニストでないと、本当のところは分からないのだと思う。私は音楽の専門家ではない。しかし、素人でも感動することはできる。一期一会の感動を大切にしたいと思う。

クラシック音楽を聴いて最初に激しく感動したのは、アルゼンチン出身のピアニスト、マルタ・アルゲリッチが初来日して上野の東京文化会館で演奏したのを聴いた時であった。当時私は学生だったが、こんなものすごいピアノ演奏があるのかと腰を抜かすほど驚いた。ピアノの技術上のことは分からないが、とにかく雷に打たれたような衝撃を受けたのである。音楽による感動とはそのような理屈抜きのものなのだと思う。

好きなピアニスト

実際に聴いたピアニストのなかで往年の大家を挙げるなら、ルドルフ・ゼルキンである。ニューヨークに留学していた時、一九七八年九月にニューヨークのリンカーン・センターでルドルフ・ゼルキン生誕七十五年記念のコンサートが開かれたので、家内と一緒に出掛けた。その頃のニューヨークでは今の日本と同じで、コンサートでもジーンズ姿が珍しくなかったが、その晩はタキシード姿の人達が多かった。やはり改まった記念の音楽会だったのだろう。ゼルキンはズビン・メータ指揮のニューヨーク・フィルハーモニックとベートーヴェンのピアノ協奏曲第五番「皇帝」を演奏した。眼鏡をかけてやや猫背のゼルキンの風貌と共に、ゼルキンを聴いたという喜びの印象が今も鮮やかに記憶に残っている。

それより以前、まだ学生だった時、一九七〇年に上野でアルゲリッチの弾くショパンを聴いて、こんなに凄いピアニストがいるのかと私は心底驚いた。アルゲリッチは最近では水戸芸術館で聴く機会があるので楽しみにしている。

私は六十歳を過ぎてから毎週の病棟回診をしなくてもすむようになり、時間に余裕ができたので、頻繁にコンサートに行ける生活になった。以前は日本人のピアニストでは中村紘子さんを愛聴したが、この頃は次の世代だからというわけでもないが仲道郁代さんをよく聴いている。仲道さんのレパートリーの広さ、あの細い体からくり出される力強い音にはいつも驚く。きめの細かいニュアンスも素晴らしい。

仲道さんの下の世代に当たる上原彩子さんのコンサートにもよく出掛ける。上原さんが一年間の勉強の成果を披露するように開くリサイタルに行くと、私自身本当に勉強になる。リストの持つ宗教性、哲学的な深い音楽性などは上原さんのピアノを聴いて初めて分かった。他の日本人では、河村尚子《かわむらひさこ》さん、菊池洋子さんも印象深く、小菅優《こすげゆう》さんの迫力にも感銘を受けている。

日本人のピアニストで別格は内田光子さんである。内田さんはずっと外国暮らしで、一年に一回くらい日本でコンサートを開くのだが、聴衆は外国のピアニストのような思いで待っている。時に鏡獅子のように長い髪をふり乱して鍵盤に向かう姿はピアノの権《ごん》化《げ》を思わせる。しかし、実に丁寧で繊細な表現をするので、これが日本人の良さなのだと私は思う。内田光子さんこそ、本当に国際的な日本人ピアニストと言えるであろう。

外国のピアニストでは、アブデル・ラーマン・エル＝バシャ、マリア・ジョアン・ピレシュ、アンドラーシュ・シフの三人は来日すれば必ず聴きたいと思っていた。

エル＝バシャはレバノン出身でフランスに移住した人である。ユダヤ人の音楽家は実に多いが、アラブ人のピアニストは珍しいと思って聴きに行ったところ、一度聴いてすっかりとりこになってしまった。エル＝バシャのピアノ演奏は、一言で言うと端正なリリシズムが特長だと思う。

マリア・ジョアン・ピレシュは、モーツァルトのピアノソナタ全集を二回録音していることで有名である。実際にコンサートで聴いてみると、思いのほか小柄で、全身をピアノにたたきつけるような力強い演奏に圧倒された。澄んだ音色は比類のないもので、一つ一つの音がきらめくように聴こえる。二〇一八年四月に演奏活動を終了すると宣言して行ったコンサートをサントリーホールで聴いたが、ベートーヴェンのピアノソナタ第三十二番を祈るように弾き終えた時には、私も感謝の思いで頭《こうべ》をたれた。

アンドラーシュ・シフは奥さんがヴァイオリニストの塩川悠子さんなので我々日本人にとっては一層親しみがある。シフのピアノを聴いて感じるのは、音楽の深みと言ったらよいのか、胸に迫る音楽性とあたたかい人間性のようである。まさに現代の巨匠だと思う。

毎週日曜朝のＮＨＫラジオ第一放送の「音楽の泉」は、シューベルトの「楽興の時第三番」のピアノ演奏で始まるので有名だが、二〇二〇年三月までのピアノ奏者はアンドラーシュ・シフであった。「音楽の泉」は、皆川達夫さんが解説を担当していたが、初代の堀内敬三さんの語り口によく似ているようで懐かしく聴いていた。

二〇二〇年三月二十九日の「音楽の泉」の放送終了時に、皆川達夫さんが、「音楽の泉」を担当して三十年余りになり、自分もそろそろ九十三歳になるので、今回で担当を交替する、と言われた。皆川さんの語り口は以前と全く同じであったので、感概深く聞いた。

四月からの「楽興の時第三番」の演奏は、マリア・ジョアン・ピレシュに替わった。

右の文章を書いた後、二〇二〇年四月十九日に皆川さんは亡くなられた。誠に見事な最期であった。

ディヌ・リパッティが弾くショパンのワルツ

クラシック音楽のCDを聴くことやコンサートに行くことは、私の日常生活の重要な構成要素になっている。特にピアノ曲が好きで、クラシック音楽に興味を持ち始めた初期のころによく聴いたのはアルトゥール・ルービンシュタインが弾いたショパンのワルツ集のLPレコードであった。学生時代には、上野の東京文化会館の音楽資料室で様々なレコードを聴いた。その中で、ディヌ・リパッティの弾くショパンの清新・鮮烈な印象は今でも覚えている。私は早速、リパッティのショパンのワルツ集とピアノソナタ3番のLPを買い求めて愛聴した。

医者になって十数年経つとLPからCDの時代になり、私の蒐集対象もCDに変わった。往年の名演奏がどんどんCDで聴けるようになったので、リパッティとクララ・ハスキルのCDは手に入る限りのものを集めて聴いた。語り出すと切りがないが、多くの名演奏の中でただ一つだけ挙げろと言われたなら、リパッティの弾くショパンのワルツ集を挙げたい。

リパッティの演奏によるショパンのワルツ集は、一九四七年九月と一九五〇年七月のスタジオ録音、亡くなる直前の一九五〇年九月十六日にブザンソン音楽祭において開いた最後のリサイタルのライブ録音盤が残されている。血液疾患で瀕死の状態にあった最後のライブ録音盤は聴いていて胸がふさがるので、私には一九四七年盤の方が手に取りやすい。リパッティの気品高く抒情性豊かな音に耳を傾けていると、人類が生んだ最も優れたピアニストの演奏を聴く幸せをしみじみと感じる。

なお、一九四七年と一九五〇年七月の録音盤にはそれぞれショパンのワルツ全十四曲が収録され、最後のリサイタルでは作品三十四―一を除く十三曲が演奏された。

（日本医事新報　二〇一四年〈平成二十六年〉八月九日号）

武満徹の歌曲

武満徹《たけみつとおる》は二十世紀の作曲家として我が国を代表する存在である。日本よりもむしろ海外で有名かも知れない。「弦楽のためのレクイエム」が出世作であり、一九五九年に来日したストラヴィンスキーに高く評価されたことはよく知られている。日本古来の楽器も積極的にとり入れており、琵琶、尺八、オーケストラによる「ノヴェンバー・ステップス」は、ニューヨーク・フィルハーモニックの創立一二五周年記念作品として委嘱され、一九六七年にニューヨーク・フィルによって初演された。これ以後、日本を代表する世界的作曲家として癌で亡くなるまで活躍を続けた。

武満徹の音楽を論ずることは私の能力を越えるので慎みたいが、正直なところ、以前は、何だかよく分からない、と思っていた。ところが、NHK交響楽団の定期演奏会で、パーヴォ・ヤルヴィの指揮、諏訪内晶子さんのヴァイオリンで、「ノスタルジア――アンドレイ・タルコフスキーの追憶に――」と「遠い呼び声の彼方へ！」の二曲を聴いて感動した。ああいいなあ、と思ったのである。

その後、NHKテレビBSプレミアムの「名曲アルバム」で武満徹の歌曲「小さな空」に遭遇した。「名曲アルバム」は朝五時五十五分からの五分間を「クラシック倶楽部」に引き続いて毎朝見て楽しんでいるのであるが、「小さな空」に心を打たれた。懐かしくなる、心に触れるメロディーがすっかり好きになった。

ちょうどその頃、ソプラノの小林沙羅さんが「日本の詩《うた》」というCDを出した。早速購入して聴いてみると、武満徹の作品のうち、「小さな空」と「死んだ男の残したものは」の二曲が収録されていて、実に素晴らしい。すっかり武満徹の歌曲のファンになって、この他の曲も是非聴いてみたい、と思った。小林沙羅さんのファンになったことは言うまでもない。

そこで行きつけの銀座の山野楽器の楽譜売り場に行って探したところ、『SONGS』

という武満徹の歌曲集が出版されていて、全部で二十曲の歌曲が収められていることを発見した。あわせて、CDの売り場では『SONGS』の全二十曲をソプラノとバリトンの二人で手分けして歌っているものを見つけて購入した。一緒に、パーヴォ・ヤルヴィ指揮のNHK交響楽団の演奏する武満徹管弦楽曲集も買った。これには「弦楽のためのレクイエム」を初め、私が聴いた諏訪内さんがヴァイオリンを弾いている二曲の実況録音も入っている。パーヴォの指揮する武満徹を聴いていると心が鎮《しず》まる。

武満徹の歌曲はシンプルで心に静かに訴えかけるメロディーが何とも言えず良いのである。歌曲は本来、歌詞とメロディーの両方の相乗効果で感動を呼ぶ。しかし、シューベルトの「冬の旅」などを聴いていると、言葉がよく分からなくても感動する。そこで私は、買ってきた『SONGS』の「小さな空」と「死んだ男の残したものは」の頁を開いて、メロディーをハーモニカで吹いてみた。シンプルでやさしいメロディーなので私でも吹けるのである。それを家内に聴いてもらって、どう思うかと尋ねたところ、家内は良い曲だと答えた。こういう素人判断は重要なので、私は自分のハーモニカのレパートリーに武満徹の二曲を加えることにした。今後、各方面で武満徹の音楽の全貌が正しく評価されてゆくと思われるが、歌曲の重要性は見逃せないものだと確信している。

梯《かけはし》剛《たけ》之《し》さんのピアノ

私の畏友に下坂皓洋《しもさかあきひろ》さんという生命科学の学者がいる。スポーツではテニス、ゴルフ、スキーが上手で、音楽にも通じていてピアノも弾く万能選手である。数年前に下坂さんのご紹介で梯剛之さんやお父上の梯孝則さんとお近づきになった。それ以前から日本モーツァルト協会の例会で剛之さんのピアノを聴き、澄んだ音色と豊かな音楽性に魅了されていたので、剛之さんのピアノに益々親しみを感じるようになった。

全盲のピアニストである梯剛之さんの演奏に聴き入っていると心が洗われるような感動を覚える。剛之さんが把握している音楽の本質が、剛之さんの演奏によって純粋な音の響きとなって聴く者の耳に流れ込むように感じる。同じピアノでも弾く人によってこのように音色が変わるものかと、不思議な思いにかられる。二〇一九年のリサイタルではシューマンのクライスレリアーナが演奏されたが、剛之さんの演奏を聴いていて魂が揺さぶられるような感動を覚えた。

剛之さんのお父上の孝則さんのお話では、剛之さんはＣＤなどを聴くだけで曲を覚えるとのことで、如何に耳が良いのかと驚嘆せずにはいられない。ピアノは両手で弾くのに、右と左のそれぞれの手が鳴らす音を聞き分けられるのであろうか、信じ難いことである。

ヴォルフガング・ダヴィッドさんとの二重奏ではヴァイオリンとピアノの掛け合いが何度聴いても素晴らしい。ヴァイオリンとピアノのそれぞれの音楽を把握し、完全に自分のものとした上で剛之さん自身の音楽を表現するのだから、驚嘆に値する。もちろんピアノ協奏曲を演奏する場合も同じことであるが。

『子供に伝えるクラシック』のＤＶＤ三部作も本当に素晴らしい。モーツァルト、ベートーヴェン、シューベルト、それぞれの作曲家の足跡をたどりながら、剛之さんが肌で感じてつかんだ音楽のエッセンスを剛之さんの魂を通して生き生きと伝えている。子供にとってはもちろん大人にとっても、クラシック音楽を理解する上で多くのことを教えられる内容であり、何度鑑賞しても心豊かになるＤＶＤである。

（梯剛之ファンクラブ会報No.二十八、二〇一九年秋冬号）

敬

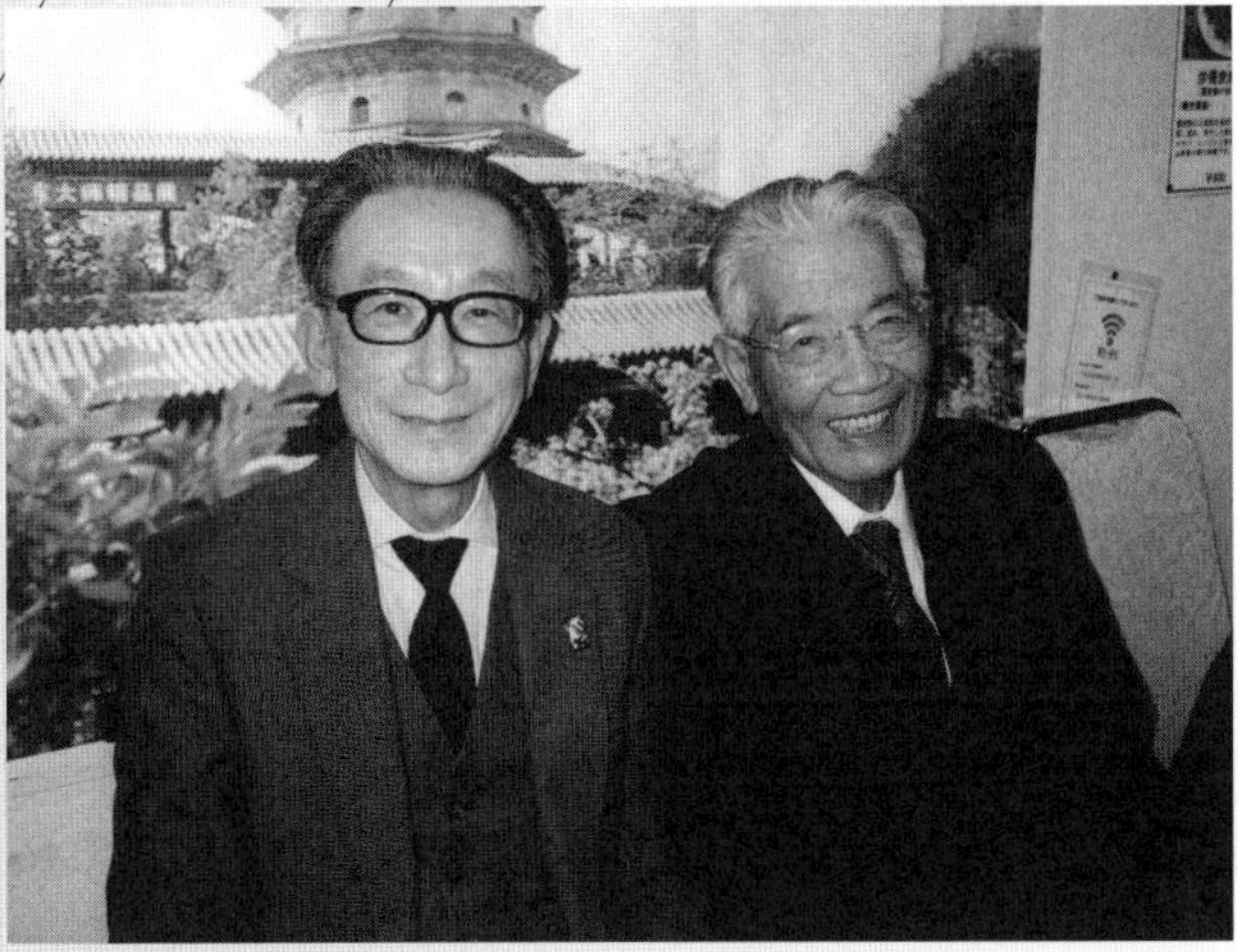

恩師の髙久史麿先生と

日本医事新報

私は一般の雑誌や週刊誌はほとんど読まない。目を通しているのは岩波書店の「図書」、送られて来る「銀座百店」ぐらいである。医学関係のものでは、入会している学会の学会誌には目を通すが、その他では以前編集委員をしていた関係で「診断と治療」などに目を通している。学会誌でも、印刷媒体を止《や》めてWEB上のみにしたものは読むのを止めた。必ず読んでいる雑誌は「日本医事新報」である。これは週刊誌であって、医学会の動向が分かるし、各科の新しい知識も得られるので愛読している。

日本医事新報を手にとると、まず、後ろから読む。「がんばれ！猫山先生」という四コマ漫画が出ているので最初に見る。医師で漫画家の茨木《いばらき》保《たもつ》さんが連載しているものので、最近、単行本も六冊目が出た。これは面白いので皆さんに勧めている。

「がんばれ！猫山先生」を読んでから、「なかのとおるのええ加減でいきまっせ！」を読む。これは阪大の病理の仲野徹教授が連載している一頁もののエッセイである。これも大変面白い。早く単行本にならないかと今から楽しみにしている。仲野先生が書いた『こわいもの知らずの病理学講義』は素人向けに書かれた本だが医者が読んでも為になるし、学生にとっては必読書であろう。この「ええ加減でいきまっせ！」を読んだら、安心して日本医事新報の表に戻り、最初から読むのが私の毎週の楽しみである。

日本医事新報社は神田の駿河台にある。日本医事新報社で毎月開かれる内科懇話会に出席するために月に一回くらいは駿河台に行く。日本医事新報社が建っている場所は、私の出身医局である東大第三内科の二代目の教授である稲田龍吉先生のお屋敷があった所だと聞いている。稲田先生はワイル氏病の病原体を発見したことで有名である。

日本医事新報を読み、日本医事新報社で開かれる内科懇話会で勉強させてもらっているので、現在の私の医学知識は駿河台経由で得られるものが多い。江戸時代の儒学者室《むろ》鳩巣《きゅうそう》は、駿河台に住んでいたことから『駿台雑話』という随筆集を出している。私の現在の医学知識は、「駿台耳学問」というところであろうか。

第三内科へのオマージュ

私は昭和四十三（一九六八）年に東京大学の医学部に進学したが、その年の初頭から医学部に端を発した大学紛争のために講義や実習は全くなく、不毛な議論に明け暮れる日々で、挙げ句の果ては同級生同士がゲバ棒で殴り合うような悲惨な状況に陥った。私自身は暴力沙汰からは身を遠ざけていたが憂鬱な毎日であった。安田講堂の攻防戦などを経て、医学部は翌年五月二十八日に授業再開となったが、それまでの陰鬱な雰囲気が後を引いて、私の学生時代は思い返してみても楽しかったことが嫌な思い出に掻《か》き消されてしまうように感ずる。

昭和四十八（一九七三）年に卒業して東京大学医学部附属病院第三内科で研修を始め

たが、やっとその時から、私は大学生活を本当の意味でエンジョイできるようになった。昭和五十（一九七五）年に第三内科に入局し、血液学を専攻することになって、小坂樹《こさかき》徳《のり》教授、髙久史麿《たかくふみまろ》教授の薫陶を受けて内科学を広く学んだ。

当時の大内科においては、内科各領域の専門家が居並ぶ中で教授回診を受けた。週一回のカンファレンスでは興味深い症例に関して激しい議論が戦わされ、その記録は雑誌「診断と治療」に掲載された。内科の全領域の疾患について議論したことは医局員にとって大変勉強になった。カンファレンスは木曜の夕方だったが、医局はいっぱいになり、座れずに立って聞いている人もいた。

私は昭和五十二（一九七七）年から五十四（一九七九）年まで、ニューヨークのスローン・ケタリング癌研究所に留学した。患者のことを考えず実験にだけ没頭したことは留学中ならではの得難い経験であった。

スローン・ケタリングの向かいのロックフェラー大学には第三内科の先輩の佐々茂《さっさしげる》先生（昭和三十六年卒）がおられた。佐々先生はポルフィリン症（ヘム合成系の酵素異常による疾患）研究の世界的泰斗であり、私は佐々先生のお引き立てにより、ロックフェラー大学にもポジションをいただき、スローン・ケタリングとロックフェラーとの兼任で研究するという幸運に恵まれた。思い返しても有難いことであった。当時は同じニューヨークのコロンビア大学に同級生で第三内科に一緒に入局した川上正舒《かわかみまさのぶ》君がいて、お互い家族ぐるみで楽しく付き合った。

日本に帰り第三内科に戻ると、小坂先生から髙久先生に教授が替わり、私は血液研究室を率いて奮闘した。東大病院で初めての骨髄移植も手掛けた。造血因子の臨床応用が始まった時期に遭遇し、多くの治験にも参加した。忙しかったが、大内科の活気の中で過ごしたので楽しいことも多かった。医局旅行、忘年会などは大人数で随分賑やかだった。

昭和六十二（一九八七）年に髙久先生のお薦めで東宮侍医になり、今上陛下ご一家にお仕えすることになった。四日に一度、二十四時間勤務で赤坂の東宮御所において当直をしたが、その頃、五反田の関東逓信病院（現ＮＴＴ関東病院）から血液内科を創設してくれと頼まれ、帝京大学医学部附属溝口《みぞのくち》病院からは血液疾患の面倒を見てくれと依頼された。私も四十代で若かったので片っ端から引受け、本郷、赤坂、五反田、溝の口と四ヶ所を掛け持ちで動き回った。

侍医として、皇太子同妃両殿下（現天皇皇后両陛下）、浩宮様（現皇太子殿下）、礼宮様（現秋篠宮殿下）、紀宮様（現黒田清子様）とご家族お揃いで初夏の奥日光にご旅行された時にお伴したことは楽しい思い出である。

その翌年の昭和六十四（一九八九）年一月七日に昭和天皇が崩御されたが、その日は私は当直で前夜より東宮御所に泊まっていたので、お代替りを目《ま》の当たりにした。昭和天皇ご危篤の報を受け、皇太子殿下が夜遅くお出掛けになる時には、玄関脇でお見送り申し上げた。朝になり、天皇陛下としてお帰りになられた時には同じ玄関脇でお迎え申し上げたのだが、周囲の空気まで変わったように感じたことを覚えている。

四ヶ所掛け持ちで動き回ることなど長く続けられるものではないので、平成三年に侍医を退かせていただき、関東逓信病院血液内科部長に専念することにしたが、皇室の御用を承る役目はその後二十年間続いた。

その間に東大の内科は縦割りになり、矢崎義雄先生が教授を務められたのを最後に第三内科はなくなってしまった。第一内科、第二内科、第三内科でそれぞれ全く異なっていた医局ごとの雰囲気も雲散霧消した。第三内科の医局のあった場所は、循環器内科教授室と血液・腫瘍内科教授室になっている。現在、門脇孝先生の糖尿病・代謝内科教授室がある所が昔の第三内科の教授室で、部屋の前には「第三内科教室」という髙久先生が書かれた看板が今でも掛かっているが、青山、稲田、坂口、冲中、中尾、小坂、髙久、矢崎と続いた全国一の名門内科学教室がなくなってしまったことは誠に残念である。私の半生を顧みる時、第三内科への感謝の気持で胸がいっぱいになる。

（鉄門だより　二〇一八年〈平成三十年〉一月号）

右の文章が出た翌年の二〇一九年に平成から令和へと再びお代替りがあった。天皇皇后両陛下が上皇上皇后両陛下になられ、皇太子殿下が天皇陛下になられたことは記憶に新しい。

第三内科の教授室があった一画はその後新しく建った研究棟に移り、昔の医局のおもかげを伝えるものはなくなってしまった。

温容忘れ難し

私は東大第三内科の医局にいたときに、新日本製鉄本社の診療所に週一回通っていた。その頃、新日鉄の会長は稲山嘉寛《いなやまよしひろ》さんで、経団連の会長も兼ねておられた。私は会長室に伺う機会があり、また、軽井沢のゴルフ場でばったりお会いしたこともあったが、いつも笑みを絶やさぬ稲山さんの温容にひかれた。

昭和六一（一九八六）年、稲山さんは左下肢にしびれが出現し、ある整形外科で診てもらったがなかなか改善しないとのことで、私の所属する東大第三内科に入院されることになった。髙久史麿教授が、「稲山さんを研修医に受け持たせるわけにはいかない」と言われ、私に受け持つようにと指示された。

胸のX線写真を撮ると肺野に大きな丸い影が見つかり、病状は肺癌の脳転移によるものであることが判明した。当時は悪性疾患の病名は告知しないことが一般的だったので、稲山さんには脳血管障害と説明した。

稲山さんは国鉄再建の委員長就任を要請されていて、引き受けるか否かについて相談を受けたので、お引き受けにならないほうが良いでしょうと答えたことを覚えている。入院してしばらくたった頃、稲山さんが私に、「この病院の職員は患者のことを第一に考えて働いているようには思えない」と言われた。私は、誠にごもっともですと答えたが、当時の東大病院の状況を省みて、稲山さんは組織の本質を実によく見ていると感じ、恥じ入る思いだった。

その後、稲山さんには丸の内に設立されたばかりの朝日生命糖尿病研究所の病院に転院して治療を継続していただくことにし、高久先生と一緒に朝日生命の稲山さんの病室に行って、「実は、ご病気は肺癌の脳転移です」と伝えた。稲山さんは静かに聞いておられたが、「本当のことを教えてくれて有難う」といわれ、動揺した様子を見せなかった。

今では東大病院はきれいな建物になり、職員たちの体制も一新し、サービスの良い病院になった。今なら稲山さんにも入院していただけるのだがとつくづく思う。

〈アルファクラブ二〇一三年〈平成二十五年〉二月十五日号〉

〔新日本製鉄はその後合併して新日鉄住金となり、現在では日本製鉄となっている。〕

主治医とは何か

主治医という言葉には少なくとも二つの意味がある。一つは、病気になって入院した時に、中心になって治療してくれる医師を、通常、主治医と言う。

しかし、患者の側からすると、いつもベッドサイドに来てくれる若い医師を主治医と思っている人もいれば、そうではなく、指導的立場の医師が自分の主治医だと思っている場合もある。

あるいは、もっと上の先生、病院ならば部長、大学なら教授を主治医だと思っている人もいるだろうし、週に一回、回診の時にだけ顔を見せる教授では主治医とは感じないという人もいるだろうと思う。つまり、入院患者からすると誰が主治医だと感じるかは患者の受け取り方次第ということになる。

もちろん、入院患者を担当する医師は、誰でもが自分が主治医だと思って、全身全霊を傾けて患者の治療に当たらなければならないことは言うまでもない。

一方、外来診療の場合は、患者対医師の関係は一対一である。風邪を引いてクリニックを受診するような場合に、行くたびに違う医師が診るということもあるだろうが、慢性の疾患や長期間同じ医療機関に通院している場合は、患者と医師との関係は通常は固定して、いつも同じ先生に診てもらうということになる。その場合は、その医師が主治医と考えられる。しかし、患者がその医師を主治医と考えているかどうかは別の問題である。

また、外来診療では、主治医がかかりつけ医であることが多いが、患者の側では「この先生は主治医ではあるがかかりつけ医ではない」と感じていることもある。

例えば、いつも高血圧を診てもらっている先生がいるとする。患者からすると、確かに血圧に関してはその先生が主治医であるが、急に腹痛が出現したような時には別の医療機関を受診するということもある。その場合は、血圧を診てもらっている先生はかかりつけ医ではない、と感じていることになる。もしそのような時にも血圧を診てもらっている先生に相談するのであれば、患者はその先生をかかりつけ医と感じていることになる。

私は血液内科を専門とする内科医であるが、長年臨床に携わっているので、血液疾患ばかりでなく各種の疾患の患者さんを沢山診ている。私自身は、私は外来に通ってくる患者さんの主治医であり、かかりつけ医であると思って、日常の診療に当たっている。平素は健康に過ごしていて、何か体調がおかしくなる、あるいは心配になると私に相談してくる人もいる。そういう人は私のことをかかりつけ医と考えているのだと思う。いつも通院してくる患者さんで、いろいろな私生活上の悩みを私に相談する人もいる。私は、時間の許す限り、私に判断できる限り、相談に乗るようにしている。かかりつけ医の仕事の延長線上のことであろう。

話題が少しずれるが、日本は主治医制の国であるといわれる。どういうことかというと、入院患者を担当している受け持ち医は、患者が急変した時などには、当直の医師がいても、何が何でも駆けつけなければならない、ということである。従って、患者が重態になると、ずっと病院に泊まりこんだりする。看護師は日勤、準夜、深夜などの三交替あるいは二交替で働いていることが多い。時間が来れば担当を交替して帰宅するのである。

主治医制を止めて、看護師のように時間が来たら交替するという体制をとっている国もある。スウェーデンで何かの手術を受けた人の話では、外来で診た医師、入院して説明した医師等々、退院までに何人かの医師が顔を出したが、同じ人は二度と現われなかったそうである。うまくいく場合はそれでもよいのだろうが、何か心配な気もする。

医師の働き方改革が進むと、日本の主治医制も少しずつ変貌するのではないかと思う。一方、一般の人達はかかりつけ医を持った方が確かによい。政府や日本医師会は地域の開業医がかかりつけ医になることが望ましいと考えているようだ。

日本では、周囲に開業医がいてもどんな先生か知らない、と言う人も多い。何かの病気になった時にいろいろ調べて自分が選んだ先生の所へ行く場合が多く、イギリスのように必ず地域のかかりつけ医を経由しないと専門医には診てもらえないという制度よりも、患者の裁量権が大きい。日本の国民皆保険、患者の医師選択の自由を保った上で、かかりつけ医制度を推進するには難しい点がかなりあるようだ。

象牙の聴診器

私は内科医なので聴診器はいつも白衣の右のポケットに入れているが、打診や聴診は以前よりも行う頻度が減っている。医者ならば誰でも打聴診の重要性は肝に銘じているはずだが、ＣＴや超音波などの医療機器の発達によって診断上の重要性が下がっているのも事実だと思われる。しかし、打聴診に内科医らしさを感じるのも事実である。

私は血液学者なので、以前は細いゴム管に口でくわえる所がついた「吸い口」と呼ばれるものを左のポケットに入れていた。

昔は、血液を稀釈した液体を血算盤というガラスの器具に少量載せ、顕微鏡で見ながら白血球の数を数えた。一定量の血液を稀釈液で薄める時に、この「吸い口」のゴム管をメランジュールという細いガラスの容器につけ、反対側の端をくわえて、血液と稀釈液を一定量メランジュールに吸いこんでから、親指と中指でメランジュールをはさんで振るのである。その時にはただ振るのではなく、8の字に振った方がよい、などと教えられた。しかし、現在では、血液細胞の数は機械で瞬時に測定できるので、血算盤を使うことなどない。従って、吸い口が白衣のポケットに入っていることもなくなってしまった。

血液学者のことを英語でヘマトロジスト（hematologist）と言うが、ドイツ語ではヘマトローゲ（Haematologe）と言う。そこで以前はよくヘマトローグは云々などと言ったが、最近ではそのような呼び方も聞かなくなってしまった。染色液を使って血液の標本を自分で染めて顕微鏡で覗く時に綺麗に見えるように工夫し、うまく染まった血液標本が見えた時には喜びを感じたことを思い出す。

私の父の世代までは、聴診器は象牙のものが珍重されていた。しかし、象牙の聴診器は硬い床に落とすとすぐに欠けてしまい、落としては残念がるということを繰り返していた。

象牙の聴診器には黒く長いゴム管がついていた。患者の胸部の聴診をする時は、まず左耳にイヤーピースを押しこんでから、聴診器の本体部分を患者の胸に当て、その状態にしておいて、右耳に残りのイヤーピースを押しこんだ。先に両耳にイヤーピースを押しこんでしまうと、長いゴム管がぶらぶらすることで雑音が出て、胸の音をよく聴くことが出来なかったからである。

現在の聴診器にはそのような作法は必要ないし、床にじゅうたんを敷いて音が出ないようにしている病院が多いので、仮に象牙の聴診器を落としても欠けてしまうことは少ないだろうと思う。しかし象牙の聴診器は、昔の医療器具を展示する所にでも行かないと目にすることは出来なくなってしまった。

仕事と長寿

職業と寿命との間に関連性があるのかどうかは興味深い話題である。浜松医科大学教授や愛知県がんセンター総長などを務めた大野《おおの》竜三《りゅうぞう》先生は血液学の先達であるが、職業と寿命との間の関連性についても研究され、興味深い結果を発表しておられる。

大野先生によれば、学者、芸術家などは一般に長寿を保つ人が多いそうである。長寿といっても、元気に長生きしていなければ意味がないと思うが、大野先生も同じ考えで、年をとっても元気に活躍している人を念頭に置いて調査をされたのだと思う。

芸術家で長寿の人というと、まず思い浮かぶのは熊谷守一《くまがいもりかず》、片岡球子《かたおかたまこ》などの画家である。熊谷守一の絵の、年をとってからだんだん単純化してゆく画風を見ていると、老化ではない創造性が感じられる。片岡球子も晩年ほど赤が鮮明になっていて、高齢者の精神の力強さが感じられる。

音楽家では指揮者のヘルベルト・ブロムシュテットさんが九十歳を過ぎても姿勢が良く、背すじがピンと伸びて生き生きと指揮をしている。また、その音楽性が素晴らしい。ブロムシュテットさんの指揮に接することが出来るだけでもＮＨＫ交響楽団の定期会員になっている価値がある、と思っている。

ピアニストでは、一九二三年生まれで現在は九十六歳であるメナヘム・プレスラーが、二〇一七年にサントリーホールでリサイタルを開いた。その時は九十三歳であったが、素晴らしい演奏で感銘を受けた。小柄なプレスラーに大柄なずっと若い女性がつき添っていて、秘書かと思ったら奥さんとのことであった。翌年も来日の予定であったが、体調を崩して来日できなかった。お元気ならよいがと案じている。

学者の中では、大漢和辞典の諸橋轍次《もろはしてつじ》先生が九十九歳の長寿を保って数々の業績を挙げられた。我々の医者仲間でいうと、日野原重明《ひのはらしげあき》先生が百五歳で天寿をまっとうされ、亡くなる直前まで、朝日新聞に「あるがまゝ行く」を連載されていたことが、すぐに思い浮かぶ。日野原先生のすごいところは、人間ドックや音楽療法などの新しい分野を次々に開拓されたことに加え、最期には別れの言葉まで書いて示されたことである。辞世の句や短歌などを残した人は沢山いるが、口述筆記であっても辞世の文章というのは稀である。

見た目の年齢

実際の年齢と見た目の年齢とは微妙に異なることが多い。若く見えるとか老けて見えるとかいろいろあるが、それほど単純な事柄ではないようだ。女優さんなどは、年をとっていてもいつまでも若く見える人が多い。若く見せようと相当な努力をしているのだと思う。肌の手入れなども必要だろうし、服装にもお金をかけているのだろう。

役者は元来いろいろな役柄をこなすのが仕事なので、若い役の時には若く見えるように、老け役の時には年をとって見えるようにと、役作りにいそしむのであろう。しかし、素顔の時には一般に年齢よりも若く見える、あるいは若く見せている人が多いようだ。

我々一般人の場合はもう少し単純である。女性だと白髪《しらが》を染める、あるいはかつらをかぶる人が多く、夫婦と思われる二人連れを見ると、大抵は女性の方が若く見える。男性でもかつらを着用している人は結構いるらしい。しかし、年齢を若く見せる度合いは女性には及ばない。もっとも、かつらを着用していることをこちらが知っているからかも知れない。

私は学生時代には、電車ではお年寄りに席を譲るべきものという考えに強くとらわれていて、自分が腰かけている時にお年寄りを見かけると反射的に席を譲っていた。その際にお年寄りの判定基準としていたのは、はげと白髪《しらが》であった。従って、電車の中で、禿げた人、あるいは白髪の人を見ると率先して席を譲った。譲られて当惑した表情を示す人もあったが無理にでも譲っていた。後になって、はげと白髪では高齢者の判定基準としては不完全かつ不適切なことが多いことを知り、私の行為によって、年寄りではないのに年寄りに見られたことで落胆させられた人もいたのではないか、と反省した。

私も最近では鑑識眼が少しずつ肥えてきたので、本当の高齢者あるいは席を譲られることを希望しているらしい人と判断した場合に席を譲るようになった。

私の家《うち》の近くに、時々立ち寄る一軒の古書店がある。良書を沢山揃えていて、神保町よりも値段が安いのでお薦めの店なのである。その店は一人の老人が、本の仕入れから店番まで一人でやっている。店に寄った時に少し話をするので、私はその主人が八十歳を少し越えた年齢であることを知っていた。

ある日、私がその古書店で買物をした時に、店の主人が私に「浦部さんはお元気ですね、あたしよか上でしょう?」と言った。私はその人より約十歳年下なのであるが、「いやー、だいたい同《おんな》じくらいですよ」と答えた。

そこで考えたのは、人は誰でも自分の方が若いと思いたい習性があるのではないか、ということである。自分はあの人より若いのだから老けこんではいけないのだ、と自分自身に言い聞かせたいのではないか。精神的なアンチ・エイジングであり、悪いことではない。しかし、私としては、驚き、かつ少しがっかりした。

実際には、私はいつまでも変わらない、と人から言われることが多い。長年診ている患者さんなどもそう言う。しかし、昔の写真を取り出してみると、年をとってきたことは歴然としている。人の見る目は相対的なもので、人も自分も一緒に年をとっているので、しょっちゅう顔を合わせていると相手のことはあまり変わらないと思いやすいのであろう。

女性の年齢は見た目では分かりにくい。最近、小さいお子さんを連れている女性を見かけて、子供だろうか孫だろうかと迷うことがある。孫ではなくて子供のことが多いようだが、高齢出産が増えている結果だと思う。子供なのに「お孫さんですか」などと聞くのは甚だ失礼になるから、そのような質問はしないよう心掛けている。

ヨウモトニック

製薬会社の三共が販売していたヨウモトニックという液体の整髪料があった。三共は今では第一三共という会社になり、ヨウモトニックは発売中止になっている。

私は以前、このヨウモトニックを愛用していた。しかし、その当時もどこの薬局でも売っているわけではなく、入手しにくい商品だった。銀座二丁目にある文房具の伊東屋の並びの角に三共のビルが建っていて、その一階に三共直営の薬局があった。私はわざわざそこまで行ってヨウモトニックを買っていた。

ヨウモトニックは通常のヘアトニック類似の商品で独特の香りがあった。通常のヘアトニック以上に毛髪の発育に何か良い作用があるのではないかと期待していたのだが、特に根拠はなく、古風なものが好きだという私の好みに合っていたのかも知れなかった。

私は五十代ぐらいまでは髪の毛が多く、朝起きると髪の毛が突っ立って勝手な方を向いていた。そこで、顔を洗う時にヨウモトニックをふんだんに頭に振りかけ、髪の毛を湿らせて櫛《くし》で梳《と》かしていた。

毎朝通常量よりも多量のヨウモトニックを使用していたので、多分私の頭からはヨウモトニックの香りがしたのであろう。ある時、勤務していたNTT関東病院の同僚の部長が、「うちの若いドクターが『浦部先生は良い匂いがするが何を使っているのだろう』と言っている」と、私に話した。私は早速ヨウモトニックの小さい瓶を買ってきて、その若いドクターにあげて下さい、と言ってその部長に渡した。若いドクターが喜んでくれたと聞いて私は気をよくした。

それから暫くすると、院内の目安箱に投書があった。私とエレベーターで一緒になると匂いがきつくて不快になる、ということであった。事務の担当者が、先生は香水をつけているのですかと訊くので、いやヘアトニックを少し余計に使うだけだと答えたのであるが、患者さんの中に不快に思う人がいるとしたら申し訳ないので、ヨウモトニックの使用を中止した。それと相前後してヨウモトニックは発売中止になってしまった。ヨウモトニックには熱心なファンがいて、発売中止を惜しむ声も多かったと聞いた。

一般に病院では服装や身だしなみについての規定があり、患者さんに不快感を与えるようなだらしのない服装は禁止されているし、女医さんのお化粧などもあまりに華美なものや香水の匂いのきついものなどは避けるように、とされている。私も至極もっともな規定だと思うし、そのような規定を作る側の立場にいたこともあって、自分自身の整髪料の香りが問題になったと聞いた時は、予想外のことにびっくりしたし、恐縮した。

過ぎたるは及ばざるに如かずで、整髪料もつけ過ぎはまずいと反省し、その後はほとんど無臭のものに変えて今日に至っている。私の祖父は、父方も母方も全く禿げていたし、私の父は白髪になりながら薄くなるというパターンで、ちょうど福田赴夫のような毛髪だった。私は遺伝的に自分の髪の毛には期待できないとあきらめていたのであるが、幸いに現在もある程度保っているのは、若い頃から手入れが良かったせいかと考えている。一時期お世話になった三共ヨウモトニックにも、感謝と困惑の入りまじった思い出があるのである。

緑茶の効用

何かを食べると体に良い、といった話題はマスコミなどでもよく取り上げられる。例えば、青ざかなを食べると動脈硬化に対して抑制的に働くという話があり、これは医学的にも裏づけられている。但しそのような食べ物は調理法によって効果に差が出ることもあり、今も多くの議論が交わされている。

一方、飲み物に関してはコーヒーについて多くのデータが集められていて、全体を集計するとコーヒーは健康に対して良い効果をもたらすと言ってよいようだ。嗜好品には各人の好みがあり、また精神的な作用もあるので、健康のことだけが選択の条件になっているわけではないだろう。

そのような中で、日本人が広く飲んでいて健康にも良いのが緑茶である。私は緑茶が好きなので特に緑茶の肩を持つのであるが、お茶は嗜好、健康、文化の三方面からその利点を論ずることが出来る。

お茶の飲み方には、茶の葉をそのまま煎じて飲む方法と発酵させてから利用する方法の二種類に大別することが出来、前者は緑茶、後者は紅茶と呼んでいる。その他にウーロン茶があり、緑茶でも焙じ茶などもある。ここでは、一番普通の緑茶すなわち煎茶について述べてみたい。

緑茶の代表である煎茶には、ビタミンCの他にカテキンが含まれている。カテキンはポリフェノールの一種で、健康に良い作用があることが示されている。私が調べた限りでは、健康に害があるお茶はなさそうだが、良い効果は緑茶が一番であるらしく、その要因の代表的なものがカテキンであるらしい。それだけ分かっていれば自分としては十分である。まずは緑茶を飲んで美味しいと感じればそれでよいのであって、健康に良いと聞けばなおさら安心ということである。

私は紅茶も好んでいるので朝食の時には紅茶を飲むが、それ以外は緑茶を飲むことが多い。コーヒーも飲むが緑茶の方が圧倒的に多い。それは普段、自宅で普通の煎茶をよく飲むからである。緑茶は健康にも良いと思うと遠慮しないでどんどん飲む。

上等の玉露などを頂くと、お茶の淹れ方を説明するパンフレットがついてくる。それを読むと、熱湯は少しさましてから使うようになどと難しいことがいろいろ書いてある。その通りにすれば確かに美味しいのだろうと理解はするが、不精者の私は急須あるいはもっと沢山入るガラス製の容器にお茶の葉を入れて、湯沸かしポットから直接お湯を注ぐ。そうして淹れたお茶を何杯も飲む。もっと美味しく飲めるのにと言われるかも知れないが、当人が満足しているのだから、まあ良いだろう。

私は学生時代に裏千家の茶道を学んだ。一緒にお茶を学んだ人達とのつき合いは今も続いているので半世紀以上になる。現在では茶会に行くことは滅多にないが、茶道には親近感を持っている。抹茶は緑茶の葉を細かく砕いて粉状にしたものなので、煎じて飲むよりもお茶の葉をそのまま服用することになる。緑茶が健康に良いというなら抹茶が最も良いことになるだろう。そういえば茶道の先生方は長寿の人が多いようだ。

私は毎朝、自分独特のレシピで味つけしてヨーグルトを食べる。よく売っている一人前のヨーグルトに茶さじ一杯の抹茶を加える。そこへ、さらに茶さじ一杯のオリーブオイルと茶さじ一杯のはちみつを加えてよく混ぜるのである。そうして食べるのが毎朝の日課で、家内もつき合って食べている。抹茶は一番安いものでよい。

もし私が人よりも長寿を保ったとして、長寿の秘密は何かと聞かれたら、この抹茶ヨーグルトのレシピを答えようかと考えている。

簡単な説明

「すぐわかる○○」だとか「○○早わかり」などという本の広告をよく見かける。何でも簡単に理解できればそれに越したことはないが、そう簡単には説明できない事柄がたくさんある。

医学領域でいうと、免疫と血液凝固とが簡単には説明できないものの代表ではないかと思う。私の専門領域である血液学の近縁の領域なので一層そう感じるのかも知れない。免疫と血液凝固に関しては、どんなに偉い先生が一般向けに分かりやすく書いても、やっぱり難しくなる。それだけ分かりにくい複雑な現象を取り扱っているからだと思う。

哲学にも簡単には説明できないことが多い。カントの思想あるいは禅の本質などはその中にどっぷり漬かってもなかなか把握できないのではないか。哲学辞典のようなものをひもといてそれぞれの項目を読んでも、理解したことにはならない。

何事も簡単に身につくものではない。その点、料理の本はポイントを要領よく説明していると思う。私の家内はよく料理の本を見て調理している。それで出来上がった料理は結構おいしいのである。家内は料理の名人とは言えないが、本に書いてあるとおりに作れば大きな間違いはないらしい。しかし、これはあくまで家庭料理の範囲の話であって、名人上手という人になると、そばにつきっきりで技を盗むことが必要になるようだ。

医学の領域では、内科医には、外科医の話す手術の話は本当のところは分からない。何事も経験と修練とが必要なのである。また、インフォームド・コンセントとして患者さんに治療内容を説明して了解してもらったり選択してもらったりしているが、患者さんの側からすれば、分かったような気になるだけではないか、と思う。それでよいのかも知れない。

私は元来、運動神経が良い方ではない。それでも三十代後半からゴルフを始め、一時は毎週のようにプレイした。プロのレッスンも受けた。ゴルフの指導書で良さそうなものは片っ端から買って読破した。しかし、上達しなかった。ゴルフの指導書は下手な人に何か安心感を与えるために書いてあるものである。読めば身につくほどゴルフは簡単なものではない。スポーツは皆そうだと思う。肝心なところは本には書けないのだし、体得しなければならないのだと思う。

ラストダンスは私と

Hさんは本態性血小板血症という病気で私の外来に長く通っていた患者さんである。七十歳を過ぎても活動的でいつも明るく振る舞っていた。大学生時代は社交ダンスに熱心に取り組み、学生チャンピオンになったと言っていた。

私はHさんとほぼ同年代であるが、当時の大学生は特に教養課程の頃は社交ダンスを習うのが普通で、学内でも講習会がよく行われていた。私も学内の講習会で初歩のステップを教わってダンスパーティーに行ってみたりしたが、なかなか上手に踊れなかった。そこへ行くとHさんは学生のコンクールで優勝したぐらいであるから、熱の入れ方も尋常ではなかったのだろう。

Hさんは大学卒業後は銀行に就職し、手堅い銀行マンとなって活躍した。ダンスは止《や》めていたが、支店長になった時に再開したとのことであった。Hさんが紹介状を携えて私の外来に来たのは銀行を定年退職した後であったと思うが、いろいろな所で銀行員を対象とする講演を頼まれて飛び回っていた。

銀行を退職してからは、都内のあるダンススクールの先生になり、ダンスのレッスンが主な仕事になっているようにも見えた。ダンスの先生というのは、ダンスを習いに来るお客さんの指名を受けて一対一で教えるのだそうである。Hさんは男性なので、女性のお客さんの指名を受けて一対一で踊る。あるお客さんが何度も指名してくれると、当然親しくなる。お茶や食事に誘われたりもする。私が小説家であればここからストーリーが展開するのだが、それはさておき、Hさんは病気が進展してきた。

本態性血小板血症という病気は、長期間あまり変化のないことが多いが、急性白血病と同様の血液所見を示すようになる場合がある。通常の急性白血病よりは進行がゆっくりのことが多いのだが、貧血が出てきて、輸血が必要になったりする。

そのような状態になってきた時に、Hさんはプロの社交ダンスの競技会に出場することを希望した。競技会は、本当に上手なプロ中のプロの女性のダンサーと組んで出場する。つまりHさんより格上のダンサーと組むのである。この場合はHさんが女性ダンサーにお金を払うのだそうである。

Hさんはだんだん貧血が進んできていたので、その競技会の日程を聞いて、私はその直前にHさんに輸血をした。それがHさんに輸血をした最初であった。輸血のお蔭で元気が出て、Hさんはステップも軽々と踊れたのであろう。後で聞くと入賞したとのことであった。組んだ女性が上手であったことは言うまでもないが、Hさんも長年の修練の結果が実って喜んでいた。

その後Hさんは病状がさらに進み、入院して化学療法を受けるようになり、回復は難しいと判断された。そのことは本人にも奥さんにも告げた。奥さんも社交ダンスをする人であった。化学療法の合間に自宅に帰ったりもしていたが、だんだん外に出掛けることは体力的に難しくなってきた。

ところがHさんは、最後の希望として、自分の所属するダンススクールのスタジオで踊りたいと言った。日程を決め、ダンス関係の知り合いなどにも連絡をした。ダンスの相手は奥さんであった。もちろん十分に輸血をし、病院からはリハビリの部長が、いざという時のために酸素吸入のボンベを持ってついて行ってくれた。

私はあとで、娘さんが録画した音楽つきの動画を見せてもらった。Hさんは燕尾服を着て胸を張り、奥さんと一緒に見事に踊った。周囲にはダンスの関係者など大勢が立って見守っていた。Hさんはほほえみながら踊り、病人には見えなかった。曲は「マイウェイ」だった。

何日か経ったある日、Hさんを病室に訪ねると、ダンスの写真を見せてくれて満足そうにしていた。Hさんが亡くなった後で、奥さんが挨拶に来て暫く話をして帰って行った。私は、Hさんが最後に奥さんと踊ることができて本当に良かったと思った。

依存症を断つ

なんとかエリカという女優さんが合成麻薬の使用で逮捕されて話題になった。私はテレビをあまり見ないし、芸能界のことにはうといので、その事件が起きるまでその女優の顔と名前が一致していなかった。そういえば名前を聞いたことがあるというに過ぎなかった。私は薬物の依存症には関心があるので、それから注意してニュースを見ていると随分綺麗な人である。何を間違ってそういうことになったのか。よくある罠に引っかかったのか。真相は不明である。

医学に関して依存症が問題になるのは、酒、煙草、麻薬や覚醒剤である。酒は飲むべし、飲まれるべからず、という。アルコールの多飲は健康を害するし、依存症になると通常の社会生活が送れなくなる。アルコール依存症対策の薬もあるし、アルコール依存症を専門に診ている医師や施設もある。大酒家だった人で完全に禁酒した人はたくさんいる。それだけ止《や》めやすいと言える。

煙草は健康を害することが極めて明瞭である。酒は少量なら良い、あるいは酒は百薬の長などという側面があるのに反し、煙草は少しも良いことはない。コロンブスがアメリカ大陸を発見し、それと共に世界中に拡がったのが煙草と梅毒である。それもあっという間に拡がった。煙草は嗜好性が高いので多くの人に好まれたのだろう。

現在、寿命を短くすることが明らかになっている二大要因は喫煙と高血圧である。煙草が健康に悪いことはあまりにも明らかなので禁煙運動が盛んになり、禁煙学会もある。禁煙外来に通院すれば大抵止めることが出来る。禁煙外来に通わなくても、意志一つで止められる。私の先輩医師でヘビースモーカーだった人が、「意志が弱い人間だと思われたくないから」と言って、すっぱり止めてしまった例もある。つまり、煙草は止めようと思えば止められるのである。

そこへ行くと、大麻や覚醒剤などは一旦依存症になると、離脱するのは本当に難しいようだ。覚醒剤依存症の専門家の書いた論文を読むと如何に離脱が難しいかがよく分かる。覚醒剤を止めることを毎日の、そして生涯の目標として生きて行かなければならなくなる。覚醒剤の密輸が時々摘発されるが、密輸されるうちの何パーセントが摘発されるのだろうか。大量に密輸されて市中に出回っていると考えた方がよい。恐ろしい罠は、依存症から離脱しようとしている人のそばに近寄って来る。覚醒剤で逮捕された女優さんが何とか更生して社会にカムバックすることを願いたい。

奉仕

私が東大医学部を卒業する直前の内科学の最後の講義の時、小坂樹徳《こさかきのり》教授が、「諸君は、これから卒業して奉仕の生活に入るわけですが……」と言われた。私は卒業後の進路として東大病院で内科の研修をして内科医になることを選択していたが、奉仕の生活に入るとは思っていなかったので、びっくりした。小坂先生が、学生が医者になって調子に乗るといけないので、戒《いまし》めとして言ったのかと思ったりした。

私は卒業して内科の研修医になったが、卒業と同時に結婚もしたので、二重の意味で新生活に入ることになった。家内は大学を卒業してすぐに結婚した専業主婦であった。私は東大病院の研修医として僅かな給料をもらったが、結婚して住み始めたマンションの管理費になるかならないかの額であったので、一〇〇%、親の仕送りで生活した。

大学の内科学教室に入局して研究に没頭し、アメリカに留学し、帰国してまた医局生活をしたが、幸いなことに生活のことは一切考えずに、仕事のことと患者さんのことだけを考えて過ごした。

明治以来ずっと、医者が勉強に打ち込むことは親の脛をかじることで成り立ってきたといえる。私の同級生で外科の教授になった男も医局員に対して、親の脛をかじって勉強しろ、と言っていた。

昭和の終わり近くになって、私が当時は皇太子殿下であった上皇陛下の侍医になることに決まった時、父は「お前、それで生活できるのかい」と言った。私は「大丈夫だと思うよ」と答えたが、そもそも医者が新しいポジションに就くにあたって給料の額を訊くという習慣は全くなかった。新しいところに移ったら給料が減ってしまったなどということはざらにあった。私は結局四十五歳まで、父が死ぬまで脛をかじり続けた。

私は卒業後、小坂樹徳教授が主宰していた内科学教室に入局したが、小坂先生の日常生活と言動を見ていて、先生が奉仕の生活と言われたのは伊達《だて》やはったりなどではなく、真面目にそう考えておられたのだと後で実感した。

宮内庁で職員が退職するにあたっては、皆が異口同音に「私は〇〇年から〇〇年までご奉仕させて頂きました」と言う。他の役所の人たちは「ご奉仕させて頂きました」とは言わないと思う。宮内庁の人たちの働きぶりを見ていると、奉仕という言葉がふさわしいようにも思う。

奉仕とは、押しつけられて出来るものではない。しかし、医療という仕事の根底にある大切な概念の一つではないかと思う。昨今の新型コロナウイルス感染症に対応している医療関係者の苦労を見ていると、奉仕という言葉が自然に思い出されるのである。

クラシックカメラ

私はカメラが好きで何台も持っている。私が好んでいるのはフィルムカメラである。今はカメラといえばデジタルカメラすなわちデジカメで、フィルムカメラは全てクラシックカメラの範疇に入る。私が持っているのはフィルムカメラであるが、暫く使わないでいると使い方を忘れてしまうので、時々使う必要がある。

私は約五十台のクラシックカメラを持っているが、これぐらいの台数ではとてもコレクターとはいえない。コレクターといわれるような人たちは五百台ぐらい持っているのである。そうなると、とても使い切れない。所有して楽しむのがコレクターの真髄なのである。私はそこまでいかないので、写真機好きというように留まる。

私の医局の先輩でも写真好きの人がかなりいて、一人は、テーマを決めて良い写真を撮って時々個展のようなことをしていた。もう一人はもっと凝っていて、プロの一歩手前のところまでいって、立派な写真集を出版したり、カレンダーの制作を依頼されたり、東京駅の構内に大きな写真が展示されたりしていた。そういう人たちももちろん素晴らしいカメラを所有し、使いこなしているが、カメラを何十台も集めたりはしない。カメラを何台も持っている人はカメラ好きであって、写真そのものは大して上手ではないことが多い。私がその見本である。

私の医局の先輩で、ライカの新製品が出るとすぐに買うカメラ好きがいた。極めて高価なカメラを買ってその性能について色々と説明してくれるのであるが、その先輩から撮った写真を見せられたことは一度もなかった。カメラ好きであるからカメラにフィルムを入れて撮っていたことは確かであるが、カメラをいじる感触に喜びを感じるというカメラ好きの極致に達していたのだと思われる。

私はそこまでの境地には達していないので、写真を撮っては人様に差し上げている。宴会やパーティの写真を撮ることが多いので、写っている人に差し上げるのである。そのような宴会写真を撮るには、持ち運びが簡単で日付が入るコンパクトカメラが断然便利である。私はフィルムのコンパクトカメラを何台も持っていた。

ところが、コンパクトカメラというものは三十年も四十年も使うことを考えて作られてはいないようだ。三十年ぐらい使っていると電気系統がおかしくなってうまくシャッターがおりなくなるなど、具合が悪くなってくる。修理は部品がないので出来ない。それで何台もあったコンパクトカメラも、今も何とか使える物はほんの一〜二台という状況である。

そこへいくと、もっと古いカメラの方が丈夫に出来ている。ことにライカはいくら古いものでもきちんと修理が出来て、ちゃんと使える。また、ボディーでもレンズでも製造番号を見ると何年に製造されたものかがすぐに分かる。国産のカメラだとニコンなどでも昭和三十年頃から三十二年、三年頃の製品だろうなどと見当がつくだけで、何年のものとはっきり答えられる資料が残っていない。その点、ライカだと戦前のものでも何年のものかという資料が残っているのである。あれだけ第二次世界大戦で爆撃を受けたのに、である。ドイツ人はあなどれないとつくづく思う。

私が持っているライカなどの古典的クラシックカメラは、現在では保存ケースの中に鎮座し、私が普段よく使うのは、ようやくまだ使用可能なフィルムのコンパクトカメラとフィルムカメラの最後の頃の国産高級機ということになっている。

出来上がった写真を見ても高価なカメラで撮ったのかどうかは分からないところが、残念なような気もするが奥床しいところでもある。場合によっては「写ルンです」という紙製のインスタントカメラに負けることもある。やはり腕が悪いということであって、カメラに責任はない。

テレビ体操の効用

ＮＨＫのテレビ体操を見ながら一緒に体操をすることは私の健康法の一つである。毎朝六時二十五分から三十五分までの十分間、教育テレビ（Ｅテレという新しい呼び名は私は好まない）を見ながらやるのがよい。テレビ体操では、ラジオ体操第一と第二、それに「みんなの体操」を曜日によって適宜組み合わせてやっている。

ラジオ体操もみんなの体操もよく出来ていて、体を動かす良い訓練になる。子供の頃は、こんなものでは大して運動にはならないように思っていたが、年をとるとだんだんその良さが分かってくる。

現在のテレビ体操は、毎日、指導者が一人、一緒に体操する若い女性が五人、ピアノ奏者が一人の計七人が出演する。テレビを見ながらテレビ体操を一緒にするだけでなく、誰が出ているのかを考えるのが、ぼけ防止の頭の訓練になる。

体操をする若い女性は全員で七人いて、その中の五人が曜日に合わせて出てくるので、まず、七人の若い女性の顔と名前を覚えるとよい。そして、毎朝体操をしながら、今日出ていないのは誰と誰なのかを考える。顔と名前が思い浮かんだら安心して体操をするのである。これがなかなか良い訓練になる。指導者は男性二人、女性一人の計三人、ピアノ奏者は女性二人、男性一人の計三人である。

テレビ体操は二カ月毎に少しずつ変わる。つまり、一度収録したものを二カ月放送しているのである。四月・五月が一緒で、六月・七月が一緒の内容という具合である。年度の変わり目にはメンバーが交替する場合があるので、四月になって誰か新しい顔ぶれを見ると誰かがやめたのかと考えて毎日注意しながら見るということを毎年繰り返している。

つまり、テレビ体操は体を動かす効果が第一であるのはもちろんだが、ぼけ防止のための頭の訓練という第二の効用もあるのである。

笑顔の素晴らしさ

笑う門には福来たる。笑顔が日常生活で重要であることは間違いないし、そのことは誰でもよく知っている。

自分ではそれほど不愛想だとは思っていなくても、他人から見るといつもブスッとしているように思われている人は結構多い。これは損である。私は医者であるが、昔から医者、芸者、役者は同業だといわれている。すなわち客商売だということである。最近の若い人たちはそのようなことは知らないかも知れないが、医者が客商売であるという事実は昔も今も変わらない。

新型コロナウイルス騒ぎになる前だったが、ＮＴＴ関東病院で接遇サービス向上のための講演会があったので聞きに行った。「スマイル講座」と題して、「病院を利用されるすべての方に笑顔のおもてなしを」という副題が付いていた。資生堂のビューティースペシャリストという専門家の女性の講演が参考になった。口を思いっきり横に広げて歯を見せるようにしてにっこり笑うということと、口で笑う以上に目で笑うということがポイントであった。

医者が患者さんを診察する時には、むやみに笑っていればよいというわけではないが、にこにこして笑顔で接することは大切である。患者は医師の笑顔で救われることが多いし、医師も患者さんの見せる笑顔で救われることは多い。

皆がマスクをしていてあまり笑顔を見せないのはよくないので、感染症騒ぎが収まったらお互いに笑顔を見せ合いたいものである。

私がテレビを見ていてこれは笑顔のお手本だと思うのは、日曜の夕方のＮＨＫの「これでわかった！　世界のいま」に出てくる坂下千里子さんである。ことに番組終了時に見せる坂下さんの笑顔は、ああ、この番組を見てよかったと思わせるぐらい素晴らしい。坂下さんが手を振りながら見せる笑顔を見るだけでも幸せな気持になる。

濃茶《こいちゃ》の回し飲み

私は学生時代に裏千家の茶道を学んだ。その影響か、私の娘も裏千家の茶道をかなり熱心に続けていた。お茶は総合芸術であって、建築、絵画、生け花なども関連し、味覚がその頂点にあるという類型のない特異な文化ということが出来る。

茶道で味わうお茶は薄茶《うすちゃ》と濃茶《こいちゃ》があり、薄茶はお薄《うす》、濃茶はお濃茶という。静かな茶室に通されて正座し、亭主（お茶を点《た》てる人）の動作を見つめていると、心が落ち着いてくる。亭主と正客《しょうきゃく》（お客の中で第一番の人）とが静かに茶席の趣向などをゆっくり語り合うのもよい。

通常はお菓子を頂いてからお薄を頂く。お茶を点《た》てる動作とその手順を点前《てまえ》、通常はお点前という。

お点前には季節が関係していて、畳の上に風炉《ふろ》という炭を入れた道具を置き、風炉に釜をのせてお湯を沸かし、お茶を点てるのであるが、冬は畳に切った炉に炭を入れて釜でお湯を沸かして使う。春夏秋の風炉点前と冬の炉の点前とでは手順が異なり、入門したての初歩から少しずつ段階を経て習ってゆく。

初心者は薄茶の手前を習ってから濃茶に進む。しかし、客として飲む分には初心者でも濃茶を味わうことが出来る。

薄茶は、茶碗に抹茶を一定量入れてお湯を注ぎ、茶筅《ちゃせん》という道具でかき回すというか泡立てるというか茶筅を細かく速く動かして点てる。上手に点てられたお茶は実に美味しいものである。ビタミンCが豊富で健康にも良い。

一方、濃茶はお湯と抹茶との比率が薄茶とは異なり、濃茶の方が抹茶の比率が高い。したがって、濃茶はドロドロした状態になり、泡立たず濃緑色を呈している。薄茶は一人の客に対して一碗のお茶が出されるのであるが、濃茶は回し飲みと言って、数人の客が一碗のお茶を少しずつ飲む。少量を飲んだ後、飲んだ茶碗の縁を懐紙でぬぐって次の客に回す。最後の客は残されたお茶を全て飲みきる、というような次第である。

お濃茶の味は濃厚であって、まずくはない。しかし問題は回し飲みという方法である。私と一緒に茶道を習い始めた友人でも濃茶の段階になって止めた者もいた。私は濃茶の客になる時はなるべく正客になり、一番先に飲むように心がけていた。

さて、新型コロナウイルス問題が起きている状況を考えると、お濃茶の回し飲みは勧められない。茶道は千利休以来の伝統があるが、点前の方法はその後いろいろ工夫し、追加されたり改変されたりしていると思う。茶道をもっと広め、国際的にも活動の場所を拡充する上では、お濃茶の点前を改めて、回し飲みでない方法を考え出すことが必要だと思う。現在の薄茶と濃茶の中間ぐらいの濃さのお茶を点てて、客一人に一碗ずつ出すというようなことも一案だと思う。

茶道各流派の家元の考えるべき課題である。

なお、酒席では以前は杯《さかずき》のやりとりが必ず行われ、宴会のテーブルの上には盃洗《はいせん》という杯を洗うための水を入れた容器が出されていたものであるが、それもだんだん少なくなってきた。最近では杯のやりとりはあまり行われなくなってきていたところへこの新型コロナウイルス騒ぎであるから、宴席での杯のやりとりは今後消滅すると思われる。残るのは濃茶の飲み方をどう変えるかということである。

認知症という病名

医学領域で用いられる病名で一般にも用いられているものは多数あるが、最近よく用いられる病名で気になるものに「認知症」がある。以前は「痴呆《ちほう》症」と呼ばれていたものである。

ドイツ語ではデメンツ（Demenz）、英語ではデメンチア（dementia）と呼ぶ疾患病態の日本名であった「痴呆症」という言葉に侮蔑的なニュアンスがあるからという理由で「認知症」と変更されたのだと思う。痴呆あるいは痴呆症に侮蔑的なニュアンスがあるとも私には思われないのであるが、認知症という言葉は、既に定着して最近の国語辞典にも載っている。

デメンチアという病態は認知機能が低下もしくは障害された状態を指すので、認知障害あるいは不認知症というのであればよいが、認知症という言葉だと、認知する病気と思われても仕方がない。しかし、実際は認知しない状態を認知症と呼んでいるのである。

私が病棟に行って、あの患者さんの具合はどうですか？　と尋ねると、「だんだん認知が進んできました」などと看護師が答えたりする。「認知が進んできた」という言葉が、だんだんぼけてきたという意味で使われているのである。認知しなくなってきたことを「認知が進む」などと表現するのは、言葉を逆の意味で使っているわけで、混乱していると言わざるを得ない。困ったことだと考えているが、認知症という言葉に関しては既に手遅れであるようだ。

「認知症」は、「認知する」を「認知しない」という意味で使っているので、白いものを黒いと呼ぶような逆の用法なのである。もっとも、「擂《す》る」という言葉を縁起が悪いとして嫌って「当たる」と言い換えたりする例がある。私の祖母は、擂り鉢ですると言わずに、当たり鉢で当たると言っていたが、このような例は誤解を生むことはない。

清

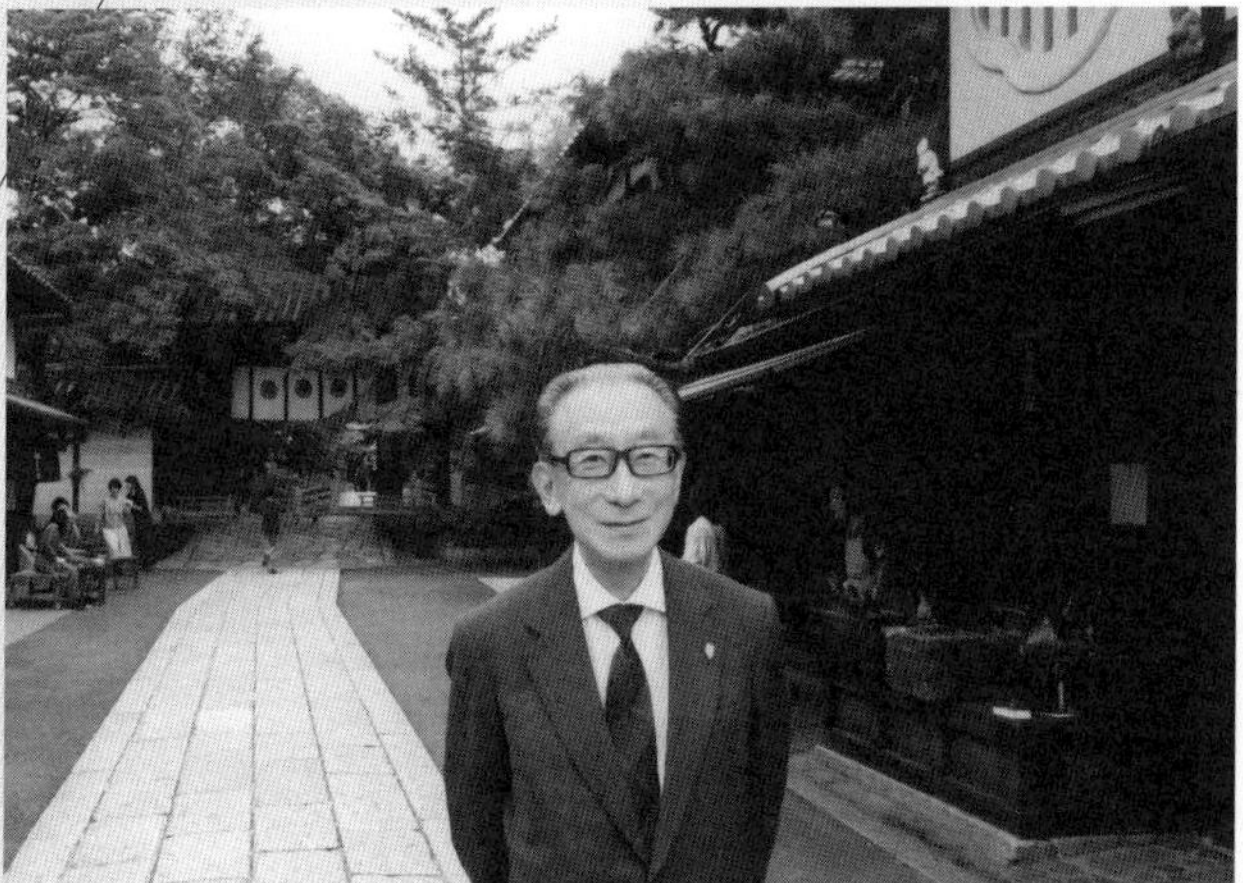

京都今宮神社のあぶり餅屋の前で

担当者の責任と組織の責任

何かトラブルが起きるとまずトラブルを起こした当事者が非難されるのが普通であるが、起きた事故が重大だと、その当事者の属していた組織も非難されることが多い。組織の体制あるいは組織の長が非難されたり批判される。組織の体制あるいは組織のトップにどれだけの責任を負わすことが出来るのかは難しい問題だと思う。個々の事例によって異なるとは思うが、事故によって被害を受けた側としては、組織のトップを糾弾しないと腹の虫がおさまらないということもあるのだろう。

二〇〇五年に起きた尼崎での列車脱線事故では、事故を起こしたＪＲ西日本の運転手は死亡してしまっていて、事故に至った経緯を訊くことが出来ない状況で、もっぱらあのような大事故を起こすに至ったダイヤを組み、その危険性を放置していた上層部の責任を追及しようという被害者側の声が大きく取り上げられた。そこで、JR西日本の当時の社長や副社長にその責任があったのかどうかが問題になった。

組織の長は、仕事はある程度、下の者に任せないと全体としてうまくいかないことが多い。トップが下の者のこまごましたことにまで口を出すことがよくあるが、これではうまくいかない。一般に人はトップになると、全ての責任は自分がとるから心配するなと言う。責任をとるということは、ただ辞めるということではないだろうから、難しい問題が生じ得る。

学校でのいじめや家庭内の虐待が問題になっている。何とかしなければならない問題だと思う。学校教育や家庭教育の問題であることは間違いない。しかし、だからといって文部科学大臣の責任を追及する声は出ないし、文部科学大臣がコメントすることも多くはない。文部科学大臣がその点についてテレビなどで所信を述べることぐらいはあってよいと私は思う。但し、文部科学大臣が責任をとって辞める必要はない。

学校でのいじめに関しては、いじめた側に責任がある。いじめた生徒の親が何をしていて、どういう家庭教育をしていたかなどを明らかにすることは、いじめを減らす上で重要だと思うが、その点が不十分なのではないか。いじめを放置した学校側の責任ばかり追及されているが、肝心な点を忘れてはいないだろうか。

児童虐待は最も減らさなければならない問題で、文化国家の根幹にかかわる事柄である。問題が起きると、もっぱら児童相談所が糾弾の矢面《やおもて》に立たされる。児童相談所の対応はもちろん重要であるが、虐待した親がどういう家庭で育ち、どういう教育を受け、どういう人格に育ったかなどを明らかにすることがもっと重要だと思う。

代議士が大臣になるとよく失言をする。それもなった途端に失言をする。なりたくて仕方がなかった地位についたところで、嬉しさのあまり気がゆるむのだろうか。それで辞職に追い込まれることも多い。首相の任命責任を問う声も出る。私はそういう人を代議士に選んだ国民にも責任があると思うのだが。とにかく、人は責任を他人に押しつけたい、という基本的な心情があるようだ。

差別と差別的表現

人間は皆平等であり、差別は良くないことである。そのようなことは現在では自明であり、誰でも納得している。そのつもりがなくてもついうっかり差別と受けとられるようなことを言おうものなら四方八方から叩かれるので、公的な場所での発言には特に注意が必要である。

しかし、小説などを読んでいると、「本作品中には、今日の観点からみると差別的表現ととられかねない箇所が散見しますが、作品自体のもつ文学性ならびに芸術性、また訳者がすでに故人であるという事情に鑑み、原文どおりとしました」というような文章が巻末によく出ている。

例えば、新潮文庫に収められているチャールス・ディケンズの『デイヴィッド・コパフィールド』の中野好夫氏の訳を読んでいると、第三巻の一三二頁に「恋の盲なのよ、盲なのよ！」とある。中野好夫先生の訳は実に生き生きとした名訳なのであるが、この「盲《めくら》」などは差別的表現と呼ばれるものと思われる。しかし、ここで「盲」を「視力障害者」と言い替えることは適切ではない。まして、ディケンズは十九世紀イギリスのヴィクトリア朝時代の作家であることを考えると、階級的差別が普通だった時代の物語なので、差別的表現の方が時代的雰囲気が感じられてよいのではないかとさえ思われる。そのような例は沢山ある。

癩病《らいびょう》は現在ではハンセン病と言う。癩は字も難しいし、差別的ニュアンスが感じられるということでハンセン病と呼ぶようになったのであろう。また、被差別部落のことを「部落」と呼ぶことは差別とみなされるようだ。「盲」に関して言えば、盲縞、盲判、盲滅法などはいずれも差別的な言葉とみなされるらしい。「盲、蛇に怖じず」という格言があるが、「視力障害者蛇に怖じず」では格言らしくないので、このような表現はするなということであろう。

問題は、差別的表現と決めつけることではなく、差別的な意識を持っているか否かにあるのだと思う。「気違い」という言葉は差別的とみなされ、「狂人」ならいいようだが、「釣りきちがい」という言葉はあっても「釣り狂人」とは言わない。「気違い沙汰」、「気違いじみる」、「気違い水」などの表現は境界領域かも知れないが、差別用語とまでは言えないと考えられているようだ。本当は差別的意識を持たないことが大切であって、差別的表現を目くじら立ててほじくり返すことではないと思う。

宗教の垣根

東日本大震災から丸九年を迎えた二〇二〇年三月十一日、テレビのニュースを見ていると、鎌倉宗教家会議の人達が一緒に追悼の祈りをささげている光景が紹介された。仏教、神道、キリスト教の僧侶、神官、聖職者達が一堂に会して祈りをささげるという光景は、珍しくもあり、神聖なものであった。キリスト教の教会に仏教の僧侶や神道の神官が立って祈り、牧師や神父、僧侶の頭上で神主が御祓《おはら》いをするなどという場面は通常は見かけないが、実に良いものだと思った。いろいろな神社の神主さん、いろいろな宗旨のお寺のお坊さん、カトリックやプロテスタントの神父さん、牧師さん達が一緒に祈っている姿を見て、宗教家はこうあるべきだ、と私は思った。

しかし、そう簡単なものではない。エルサレムには狭い地域の中に、ユダヤ人が最も大切にする嘆きの壁、キリストがはりつけになったゴルゴタの丘に建つという聖墳墓教会、マホメットが昇天した場所に建つという岩のドームが存在する。ユダヤ教徒、キリスト教徒、イスラム教徒は、それぞれ自分達の宗教のみを大切にして他を顧みようとはしない。他を顧みないだけならまだしも、ユダヤ人とパレスチナ人とは激しく対立して争い、イスラム過激派は世界中を敵にしている。

日本では宗教上の争いはそれほど激しいものではなく、神仏混淆《こんこう》という状態も長く続いていた。日本人は宗教的にあまりこだわらない人も多く、結婚式は神式やキリスト教式で執り行い、葬式は仏教で行うというのも極めて普通の事柄である。

しかし、宗教とは本質的に我が仏尊しで、他を排斥するものと考えた方がよいように思う。日本でも比叡山には僧兵がいたし、一向一揆では激しい戦いがくり広げられた。キリスト教徒に対する弾圧戦争では天草の乱がある。

イスラム過激派の主張から判断すると、彼らは他の宗教を認めようとはせず、自分達の主張以外には耳を貸そうとはしないようだ。一神教の教えに忠実であると、元来他の宗教は認められないのだろう。そうなると、信仰は争いの元ということになる。自分の信仰だけを守って他人の信仰には干渉しないのならよいが、自分の信仰を守ると同時に他の宗教を信ずる人を容認しないことになれば、必然的に争いが生ずる。

熱心な信仰を持っていると他の宗教は容認できないというのが宗教の本質に由来するものであるとすると、宗教には争いごとがつきものだということになる。私にはよく分からない。

前田護郎先生

私が前田護郎先生のお名前を知ったのは、昭和四十（一九六五）年に東大に入学して駒場の教養学部での講義一覧の中に先生のお名前を見た時だったと思う。前田護郎先生は駒場で西洋古典学の教授をされていた。

私は理科三類に入学したが、必修の科目以外にもいろいろな講義やゼミナールを選択することができた。恵まれた環境であった。選択できる科目の中に、「西洋文学史」という講義があった。私はバルザックやスタンダールが出てくる講義だろうと想像して選択した。その西洋文学史を担当しておられたのが前田護郎先生であった。その時点で、私は前田護郎先生が西洋古典学の偉い学者であることは薄々知っていたような気がするが、はっきりしない。

前田護郎先生が編者をされた中央公論社「世界の名著」シリーズの『聖書』が出版されたのが昭和四十三（一九六八）年なので、その後に先生が熱心なクリスチャンであることを知ったのだと思うが、それらの前後関係が私の記憶の中では曖昧になっている。

先生の講義を聴きに集まっていた学生はそれほど多くはなく、五十人ぐらいだったが、文科三類の学生が多かったように思う。先生は教室に入って来られると、にこやかに笑みを浮かべながら二十分ぐらい何か雑談をされるのが常であった。先生は写真で見るのと同じく、丸みを帯びた血色の良いお顔に古風な丸い眼鏡をかけておられた。髪の毛はすでに薄くなっていて、分けて横に並べられていた。雑談が終ると先生はノートを開き、自分で書かれた文章あるいはメモを見つつ、文章を一句一句考えながら、ゆっくり読み上げていかれた。我々学生は、先生の読み上げる文章をそのままノートに筆記するのであった。

英文学史、仏文学史、独文学史などの総和のような内容だろうという私の期待とは異なり、先生の講義は、驚いたことに紀元前から始まった。そして西洋紀元の頃までで終った。私は熱心に欠かさず出席してノートをとった。学期の終りに、先生は各自のノートを提出するように言われ、ノートは次の学期の初めに返却された。そのノートは今も私の手許《てもと》にある。大学時代のノートは医学部の時に試験のために作ったものが少しとってあるが、教養学部の時のものは前田護郎先生の講義のノートだけが残っている。そのノートに愛着があって捨てられなかったものとみえる。

「世界の名著」シリーズの『聖書』を読むと、前田護郎先生が医者の息子だったこと、中学生の時に聖書に出会って信仰に入られたことなどを知ることが出来る。私は自分が医者の家に生まれたので、医者の家に生まれた人には親近感を持つのだが、そのこととは別に、自分が無信仰なので、熱心な信仰を持っている人の心の持ち方には関心があるのである。

先生はご自宅で毎週キリスト教の講義を続け、印刷物を出しておられたそうである。それだけでも頭が下がるが、信仰心のない私は、先生の講義を聴いたことを有難く思う気持が心の隅に残っていた。最近になって、教文館から『前田護郎選集』という著作集が出ていることを知り、キリスト教についての著述は敬遠して、先生が書かれたエッセイが含まれている第三巻を購入して読んでみた。先生が東大卒業後、ドイツに留学され、戦前、戦中、戦後をドイツやスイスで過ごされた研究生活の記録は、「若き日の欧州記」という文章で読むことが出来る。誠に貴重な手記であり、先生の勉強ぶりを知ることが出来る。

前田先生には『ことばと聖書』という著書がある。先生が滞欧中にフランス語で書き、ジュネーヴで出版された『Le Langage et l'Evangile（言語と福音）』という本の内容を掘り下げ、拡充して日本語で出版されたもののようである。先生の西洋文学史の講義もこの『ことばと聖書』に書かれている内容に準拠していたのではないかと思う。

私が先生の講義を受けたのは大学紛争が始まる直前で、駒場の構内にも立看板が立ち並び、演説をしている学生も多かった。ある日のこと、先生の講義に出るために教室に行くと、一人の学生が何やら盛んに演説していた。そこへ先生が入って来られると、先生はものすごい剣幕でその学生を叱責し、追い出された。いつも温厚な先生がどなり声をあげるのを目《ま》の当たりにして我々は驚いたが、先生は何事もなかったかのようにいつもの講義に戻られた。学問を大切にされる先生の姿勢を垣間見る思いがした。

私はクリスチャンではないので先生の学問に接点はないが、駒場で先生の講義を聴いたことが長く記憶に残っている。

遺骨収集

戦後シベリアに抑留されて亡くなった方たちの遺骨の収集が問題になっている。日本人の遺骨だと思って持ち帰ったものが、実は日本人のものではない、というのである。このことに気づいたにもかかわらず、担当部局である厚労省がすぐに発表しなかったことが非難されている。厚労省の担当者にしてみれば、予想外の事態に困惑して対応策もすぐには浮かばず、発表を先延ばしにしたのであろう。当然である。誰が担当しても大抵はそうなると思う。

遺骨とは、亡くなった遺体を火葬にした時に残ったお骨《こつ》を指すことが多い。その他に、遺体をそのまま土葬にして遺体が白骨化した後のお骨のこともやはり遺骨と呼んでいる。太平洋戦争中に外地で亡くなった将兵の遺骨収集は後者が多いと思われる。

遺体や遺骨に愛着を感じるのは、恐らく日本人の特性なのではないか。いろいろな感情がからんでいて明解に解き明かすことが難しい問題である。親しい人が死亡した時、遺体を大切に思う感情は万人に共通だと思う。我々医者は、患者さんが死亡すると遺族に病理解剖の依頼をすることが多い。病理解剖は剖検ともいう。病院ごとに剖検数を死亡数で割った数値を出して剖検率と呼んでいる。剖検率は、良い病院では以前は八十〜九〇%ぐらいであったが、次第に低下している。その理由はいろいろ考えられるが、それについての分析はここでは触れないことにする。

患者さんの遺族に病理解剖を依頼して断られる理由で多いのは、遺体にメスを入れては可哀想だという感情にもとづくものが多い。これはもっともなようで、本当はよく分からない感情である。死んだ人が痛がる筈はないことは誰でも理解しているのであるが、死んだ人がまだ生きているように思うが故の感情だと思われる。しかしながら、火葬の時には熱くて可哀想だと思うことはあまりないようである。お骨になってしまえば多少あきらめがつくとはいうものの、埋葬まではお骨は大切に扱われている。

人の葬り方にはいろいろあり、土葬が最も多いと思う。土葬にして上に墓標を建てることが多いが、それが変形したのが○○家之墓という墓石を建てて、その下に火葬にしたお骨を何人分も一緒に納めるという現在日本で一番多く行われている方式である。一個人一墓石よりも効率の良い方法である。西洋の教会などでは歴史に名を残した人物が教会の床の下や壁の中などに葬られている場合がある。柩のまま納められていることが多いようだ。

極端な葬り方としては「鳥葬」がある。遺体を鳥に食べてもらうという方法である。水の中に流してしまう「水葬」という方法をとっている民族もある。日本国内では水葬は許されないと思われるが、日本でもお骨を粉々にして海などに撒く「散骨」は行われることがあるようだ。

いずれにしても、葬る時点では、死者の魂は別の所に行っていると遺族も考えているのだと思う。私は宗教心に乏しいので、死者の魂がどこにいるのかについて、あまり深刻には考えていない。わが家は神道なので、わが家の神棚のあたりに両親や祖父母の魂がいるように思って毎朝神棚に向かって柏手を打っているのであるが、お墓参りに行った時には、お墓のあたりに先祖の魂がいるように思って、二礼二拍手一礼を行っている。

遺体にメスを入れてもらいたくないという感情は、遺体のそばにまだ魂がとどまっているように感じることに由来するのかも知れないが、魂は親しい親族のそばにいると考えるのがよいと思う。仏教では輪廻転生《りんねてんしょう》が基本的概念だが、日本では輪廻転生を信じている人は少ないようだ。

そこで遺骨収集の問題に戻るが、私が言いたいのは、遺骨に執着することは止《や》めた方がよい、ということである。魂は親しい親族のそば、懐かしい故郷に帰っていると考えた方がよい。遺骨は異国の地にあっても、魂は親しい親族のそばに帰っていると考えたい。そして、あくまで遺骨を収集しようとすることには終止符を打った方がよいと思う。

性善説と性悪説

現代の日本では、性という漢字からセックスを連想することがほとんどであるようだ。性はセックスのことと単純に理解している人も多い。しかし、漢和辞典を見ればすぐに分かるように、性という漢字は、人間の元来持って生まれた性格という意味をもつ。セックスに関する記述は、漢和辞典では四番目か五番目に出てくるのが普通である。

そこで性善説あるいは性悪説という言葉について考えてみたい。性善説とは、人間のもともとの性質は善であり、誰でも生まれた時には善人なのだ、という説のことである。それに対して性悪説は、人間のもともとの性質は悪であり、教育によって良くしなければいけない、というのである。

性善説は孟子が唱え、性悪説は荀子が唱えたとされている。中国の戦国時代の諸子百家の中でも、孟子の性善説と荀子の性悪説は特に有名であり、一般に性善説と性悪説とは対立する思想とみなされている。

しかし、孟子も荀子も儒教の教えに従う人達であり、孔子の教えの祖述者である。孟子の性善説も荀子の性悪説も拠って立つ基盤は同じであって、お互いに相容《あいい》れないものではない、と私は考えている。

新聞やテレビのニュースに接していると、凶悪犯や見るからにたちの悪そうな人が沢山出てくる。これらの人達が元来は善人だったのか、あるいは元から悪人なのかと疑問が起こる。私自身も、自分が本当に善人かと問われると、どこかに後ろめたさを感じることが多い。

人間の性質が生まれながらのものなのか、あるいは教育などによって後天的に変えられるものなのかは種々議論のあるところだと思う。私の子供や孫達の成長の過程を観察したところでは、幼児の性格は明らかに一人一人異なっていて、生まれつきの要素が大きいようである。

人間の性質は、生まれつきのものに教育などの後天的な要因が加わって形成されるのが一般的だと思われる。世の中には、生まれつきやさしい性質の人もいれば、ずるがしこい性質の人もいるのは確かである。人間の性質は、親からの遺伝による要因と育った家庭環境による要因が大きな影響を与え、さらに学校での教育や社会での訓練などが複雑に関与して形成されるものだと思う。

それでは、善悪に関する元々の性質はどうかというと、人間の性質は本来良いものであることが望ましいことは確かで、性善説であってほしいと願いたい。その方が明るい希望を抱きやすい。しかし、社会の全員が生来の善人であるという保証はないので、教育などの後天的な導きがどうしても必要になる。従って、性善説と性悪説の両方を認めるのが良いのではないだろうか。人間の性質は本来良いものであるという性善説を希望はするが、社会を円滑に成り立たせる上では性悪説を活用して教育を重視するという折衷的立場をとるのがよいように思う。

教育の効果に多くを期待したいところだが、外から与える教育の効果は限定的で、本人の自覚による学習がないと身につかないものである。本人の自覚を促すためには良い指導者が必要である。教育の第一段階は家庭教育であって、第一の指導者は一般には母親である。少なくとも、これまでの家庭教育では母親が主となり父親が従となって教えることが多かった。次が学校教育であるが、知識のつめ込みではなく、人間教育を施すことが重要である。教育の重要さを指摘している点で、性悪説は忘れてはならない事柄を多く含んでいると思う。

易は当たるか

人生はいろいろな場面で迷うことが多い。その場合に一番多いのは、何度も何度も考えるということだろう。親しい人に相談する人も多い。家族や友人、上司、同僚などに相談する人も多いに違いない。

私自身の過去を振り返ってみると、比較的簡単にひとりで決めてしまうことが多かった。単純な性格によるのかも知れない。しかし、誰かのアドヴァイスが有効に働いたこともあった。

一九七六年の秋のことである。私は東大第三内科に入局して血液学の研究を始めたばかりであったが、自分が置かれていた状況に満足することができず、アメリカに留学したいと考えた。そこで、アメリカの有名な血液学者に片っ端から留学を希望する手紙を書いて送った。

返事の多くは残念ながら希望に添えないというものであったが、ニューヨークのマルコム・ムーア先生から、来てもらってもよいが今は受け入れようにもグラント(助成金)がない、という返事が来た。

私はその手紙を、私の所属していた血液の研究室ではなく同じ第三内科の腎臓の研究室のM先生に見せた。M先生は事もなげに、行って会って来たらいいじゃないか、と言った。当時はそれほど簡単に外国に行くような時代ではなかったので、私は、「あっ、そういう手があったのか」と驚いた。

さっそく、冬休みにニューヨークに行った。それが外国に行った初めての経験だった。そしてムーア先生に会ったところ、一九七七年三月からニューヨークのスローン・ケタリング癌研究所に留学することに決まってしまった。あのタイミングで医局の先輩のM先生に相談できたことは本当にラッキーだった。よその研究室に気軽に出入りできた大内科制であった第三内科に感謝している。

困った時にいつもこのような良い示唆を与えてくれる人に恵まれるわけではないので、人は神社に行っておみくじを引いたり、新聞の人生相談の欄に似たような事例がないかと探したりする。易者のところに行く人もいる。

それで生計を立てている人がいるくらいだから、易者にはそれなりの需要があることは間違いない。易者にもいろいろあって、こちらから訪ねて行って相談事を占ってもらう形もあれば、夜の道端に坐って客の来るのを待っている人もある。

社会的に重要な立場にあって、何かにつけて易者に相談する人も結構多いそうだ。政治家にも易者に相談する人が多いらしい。そうなると、易《えき》は当たるのか、ということが気になってくる。よく、「当たるも八卦《はっけ》、当たらぬも八卦」という。当たらないこともあると承知の上で易者に頼るのは、何かサジェスチョンが得られればと思うからであろう。適切なサジェスチョンに従って自分で判断することが出来れば、易に頼った甲斐があったということになる。

占いには、下駄を足先から投げ上げて裏が出るか表が出るかで明日の天気を占うような簡単なものから、トランプを使うもの、手相を見るものなど各種あり、世界中で実に多くの占いが行われている。

その中で、易《えき》とは易経にもとづく占いを言う。易経は中国の四書五経の一つであり、含蓄のある名文句の宝庫である。易経にもとづいて占うのが易であり、算木筮竹《さんぎぜいちく》を用いるのが本式である。

易経をひもとくと、八掛ける八、すなわち六十四の卦に分類され、それぞれの卦には六つの爻《こう》が属している。卦は「か」あるいは「け」と読む。六十四卦《か》はそれぞれ意味深長な文章で示されており、さらに卦には六つの爻の文章がついているので、かなりの分量の言葉の集積である。

私は占ってもらったことはないが、易者は五十本の筮竹を何回か使って一つの卦《か》を引き当て、それを読んだ上で何らかの結果を告げる。その際には六つの爻もかなり有用ではないかと私は想像している。筮竹の使い方にも手間ひまのかかる本式のものもあれば簡易法もあるという。筮竹を使わずに占うもっと簡単な方法もあるようだ。

東大教授を務められた中国思想史の赤塚忠《きよし》先生は、易は必ず当たる、と言っておられる。それは、占いの作業を経て含蓄深い文章で示される一つの卦に到達し、その文章を拳拳服膺《けんけんふくよう》することで、適切なサジェスチョンを自分で見出すことができる、ということではないかと、私は考えている。易の専門家がどうしているのかは知らないが、六つの爻の中にその人の状況の助けになりそうな文章があった場合にはそれも利用すればよいのではないか、と考えている。そう考えると、易はやはり当たると言ってよいのだと思われる。

実は、ある簡易法で自分を占ってみたところ、たまたま大変良い卦が出た。私はそれを信じて、それ以後は一切自分のことは占ってはいない。

公私混同

日産自動車を率いていたカルロス・ゴーンさんが逮捕後の保釈中に日本から逃亡してレバノンに行った事件は、二〇一九年の暮の最大のニュースであった。ゴーンさんの逮捕理由となった事柄について詳しいことは素人の私には全く分からないが、扱われている金額の桁が大きいことに驚くばかりである。

会社の中でのお金の動きについてはそれぞれ法律があり、法律に違反するか否かの判断は国によっても異なることと思われる。私の素人判断では、ゴーンさんは公私の別に厳しさがなかったように思われる。そうした公私混同が罪になるか否かが司法の領域で争われようとしているさなかの逃亡劇であった。

経済や会社経営のことは私には分からないので、単純に公私混同について考えてみたい。一般に公私の別はきちんとしておくことが望ましい。しかし、厳密には難しい場合もある。

私は私用の手紙を出す時には、自分で買った日本橋の榛原《はいばら》の便箋と封筒を使っている。病院の用事で出す手紙は病院の封筒を使うが、私用の場合でも大きな封筒が必要な時に大きな封筒が手許になかったりすると、病院の大きな封筒を使うことがある。こういうことは病院でも会社でもよく行われていて、それほど目くじらを立てるような問題ではない。用件によっては公とも私とも判断が難しいようなものもある。公私の別という原則を頭の隅に置いておけばそれでよいのだと思う。

現在の林家木久扇が口跡《こうせき》を真似するので御存じの方も多いと思うが、落語家で、晩年に林家彦六となった八代目林家正蔵は公私の別に厳しいところがあったようで、寄席に通うために買った定期券は寄席に通う時しか使わず、寄席以外の場所に出掛ける時には定期が使える所であっても使わなかったそうである。そこまでする必要はないように思うが、八代目正蔵らしい逸話である。

現在では、パソコンは日常生活でも仕事の上でも必需品である。電子メールのやりとりも普及どころか、それなしでは何事も進まなくなっている。私自身はなるべく手紙や葉書をそれも手書きで出すようにし、電話は電話線による固定電話を使うことが多いのであるが、旧弊な好みであることは百も承知している。

病院のメールアドレスで個人的な内容のメールを送ったりもするが、あまり罪悪感はない。そういう人は多いと思う。この辺を厳密にすると、パソコンやスマホなどを何台も持たなければならないことになる。しかし、多くの人は、私用の場合は個人のスマホを使っているようなので問題はないだろう。よく分からないのは、アメリカの先の大統領選にからんで、個人のメールアドレスを公用に使ったと追及されていたことである。これは公私の別を問うているのではなく、情報漏洩につながる行為を追及していたのだろう。メールは情報が漏れやすいので注意が必要だ。

公私の別はきちんとしておくべきものではあるが、多少どんぶり勘定のところがあった方がつき合いやすい点がある。ゴーンさんのようなスケールの大きな公私混同は見逃してはいけないが、重箱の隅をつつくようなことはよくないのではないかとも思う。

パワハラについて

パワハラやセクハラ、あるいはマタハラ、その他聞いたことのないような〇〇ハラなどの表現が最近増えている。ハラは英語のハラスメントの略であり、「嫌がらせ」とか「悩ますこと」などと訳されている。パワハラはパワーハラスメントの略で、組織において力関係が上にある者が下の者に対して嫌がらせ、あるいは無理を押しつけるようなことを指している。

セクハラはセクシャルハラスメントの略で、異性間で相手の好まない言動を繰り返すことを指している。必ずしも性的な行為の強要ばかりではないようだ。同性間の場合もあるのかも知れない。

マタハラはマタニティーハラスメントの略で、妊娠中の女性に対する妊娠を理由とする嫌がらせを指している。セクハラもマタハラも、パワハラ的要素が混じっていることが多いようにも見受けられる。

ハラスメント関連の事例は、判断が微妙に分かれる場合もあって、慎重に取り扱う必要があるが、一般に弱者救済の観点から、とにかく「やった方が悪い」とされることがほとんどである。ここでは、最も多い、あるいは多く話題になるパワハラについて考えてみたい。

私は医学研究者として生活してきたので、会社などでのパワハラについては見聞が乏しいが、どのような組織でも必ず上下関係はある。上の立場の人間が下の立場の人間に対して期待している時に、下の人間がその期待に応えて大いに働き、実績を挙げるのであれば、望ましい関係といえる。

しかし、上司の期待が部下の能力を超えている場合の対応が難しい。うまく指導して当人の能力を向上させることが出来ればよいのだが、そこの見極めを誤って能力以上の要望をし続けると、当人が疲弊してパワハラと感じるようになる。これはパワハラの中でも比較的良性のものであろう。一方、上司の性格が悪くて、無理難題を押しつける場合は悪性のパワハラといえる。なお、良性のパワハラであっても、当人にとっては悪性と感じるのだと思われる。

本人の自覚が乏しく、仕事に対する熱意が不十分に見える場合に、上の者が活を入れることがある。それがプラスに作用して本人のやる気が向上すればよいが、往々にして反感を買うだけに終わり、パワハラと言われかねない。あまりやる気のない人間を指導する方法として活を入れるのは古いやり方であり、今日では推奨されないようだ。

高校や大学の運動部などのスポーツの指導においても、従来はパワハラ気味の指導が多かったようだが、今後は選手の自主性を重んじた科学的な方法が選択されるであろう。

大相撲では、従来は四股《しこ》と鉄砲といって、足を高く挙げて四股を踏む稽古と柱に向かって左右の手を交互に突き出す鉄砲という稽古が行われてきた。暇さえあれば四股と鉄砲を繰り返し行わせることが指導の基本だったようだが、最近では、他のスポーツに準じてバーベルなどを使った筋力トレーニングを採用する力士も多いと聞いている。怪我をする力士が増えているのは体重が増えたことと従来の基本的な稽古の軽視とが原因にあるのではないかと考えているのだが。

多少パワハラ的にも見える指導が有効な場合もあることは確かである。しかしながら、パワハラなどのハラスメントのない組織の方が明るく働きやすいことは間違いない。如何に仕事の効率を上げるかについては、パワハラ的手法によらず、個人の能力を上手に引き出すことに意を用いるべきであろう。一方、組織の中で、自己の能力を最大限に開花させ、向上させることに関する成功例は、一般に個々人の努力と工夫によることが多い。

個人の能力に差があることは間違いない事実であるが、正当に評価するのは難しい。人は、自分は能力を正当に評価されていない、と感じがちである。全員が満足するように評価することは難しいが、自分は極端に低く評価されている、と感じる人をなるべく少なくする努力が上司には求められると思う。それがパワハラを防ぐ対策の一つになるのではないだろうか。

学歴よりも学問歴を

現在の日本の社会では、学歴が個人の一生に大きな影響を及ぼしている。学歴が大きな影響を持つようになったのは明治以降である。江戸時代までの士農工商の社会体制が崩壊して近代的な国家をつくるにあたり、学校制度を整えたことは当然の措置であったが、同時に学歴偏重の傾向が生じた。

戦前は学校制度が現在よりも多様化していて、皆が大学に進むことをめざすなどということはなかった。旧制中学から旧制高校そして大学へと進むコースは、ごく一部のエリートのためのものであった。師範学校は学校の先生を養成するためのものであったし、専門職育成のための専門学校や軍人のための陸軍士官学校や海軍兵学校などもあった。小学校あるいは高等小学校を終えてすぐ社会に出る人も多かった。

戦後はいわゆる六三制となり、義務教育の年限は長くなった。小学校と中学校の義務教育を終えて高等学校から大学というコース以外の学校に進むことは少なくなっている。従って多くの人が大学をめざして勉強することになり、教育の機会均等がもたらされると同時にエリート教育と呼ばれるものはほとんど失われてしまった。その結果、多くの人が大学に入学することになった。大学の数も増え、大学卒業者など珍しくなくなってしまった。

多くの人が高等教育を受けやすくなったことは評価してよいことだが、一方で、学校を出たのに知識や教養が身についていない人も増えたように思う。学歴はあるのに学歴に見合うだけの人物が育成されていないことが多いように見受けられるのである。このようなことを言うと、古い感覚の教養を求めているからだ、と言われるであろう。今の若い人は新しいことをもっと沢山知っているのだ、とも言われるであろう。

大学を初めとして種々の学校を卒業しても、社会に出てから学ぶことは多い。むしろ社会に出てからの方が学ぶことが多いであろう。そこで私が言いたいのは、学ぶということ、言い替えれば学問をすることは、どこにいても出来ることで、学校にいなければ出来ないことではない、ということである。人として成長するためには学問を続けることが必要である。大切なことは、常に学ぶという姿勢を忘れないことだと思う。

私が言う「学歴よりも学問歴を」の主旨は、学歴ばかりを偏重せず、社会のどこにいても誠実に学び続ける姿勢を評価したい、ということである。人間を評価する基準は沢山あり、知識、技能、人格、適応能力、人間関係などさまざまな因子の総和で評価されることが多い。私はそこに、真面目に勉強する姿勢で取り組んできた、ということを「学問歴」として評価する基準を加えたいのである。

自分の仕事に関して常に勉強することは大切であるが、その他に、読書も欠くことの出来ないものである。一口に読書と言っても幅は広いが、私は良書を精読することの重要性を強調したい。良書を読むことが如何に人生にプラスになるかは計り知れない。良書の選択基準は簡単には決められないが、良書を精読することによって学びが深まることは間違いない。私の言う学問歴を重ねることにもつながるのである。

母の手紙

母親が子供のことを心配して書いた手紙は、洋の東西を問わず、古来多くのものが残っていて心を打つ。福島県猪苗代町の野口英世記念館には、野口英世の母シカが英世に送った手紙が残っている。字が書けなかったというシカが苦労して書いた手紙で、母親の子を思う真情が溢れている。水茎《みずくき》の跡もうるわしい達筆の手紙よりも心を打たれる。

私の母は戦前に教育を受けた人なので、きれいな字を書いた。戦前に女学校を卒業した人達に共通の、お手本に従ってよく練習したと思われる行書あるいは草書で、変体仮名などもまじっていた。私は学生時代に下宿をしていたので、よく母から手紙が来た。

一階の大家さんの玄関にある電話を貸してもらうことは出来たが、通常は手紙でやりとりをした。

衣類の替えなどを送ってくれた荷物の中に手紙が入っていることも多かった。母の手紙の趣旨は、しっかり勉強するように、というものが多かった。その他にもいろいろな事柄が書かれていたが、申し訳ないが多くは忘れてしまった。母の手紙は処分してしまって手許には残っていない。少しでも残しておけばよかったと思っている。

母の日や母の手紙は有難き

右の俳句は朝日新聞（昭和四十二年六月十一日）の朝日俳壇に掲載された、学生時代の私の作品である。選者は中村草田男であった。

君看よ双眼の色

人生とは困難なもので、さまざまな局面で予期せぬ事柄に遭遇するものである。予想どおり、あるいは期待どおりに事が運ぶものではない。むしろ思いどおりにはならないことの方が多い。それでも、人は誰しも大小さまざまな困難を乗り越えながら人生を送っている。

私の送ってきた人生は、大きな波風などない実にささやかで平凡なものに思われる。何しろ戦争を経験していない稀有な世代に属している。徴兵制度もなく、学徒出陣も体験していない。自分自身は震災の被害も受けていない。それでも、人並みにはなにがしかの困難に出会い、その都度何とか対応して、あまり腐らずに過ごしてきたように思う。

私もいわゆる定年を迎えて、人が第二の人生と呼ぶ境涯に入っているのであるが、古稀を過ぎても臨床医を続けているので、リタイアしたという感覚は全くない。

働き盛りの時期は五反田の関東逓信病院（現在のNTT関東病院）で血液内科部長として過ごした。血液内科部長を大分長くやって、五十代も半ばを過ぎた頃だったかと思うが、あるベテランの看護師さんが私に、「いいですね、先生は。いつも楽しそうで」と言った。私は、昼食はいつも血液内科の若い医師達と一緒に病院の職員食堂で談笑しながらとっていたので、その様子を見かけての感想だったのだろう。ちなみにその職員食堂は、新病院が建った時に私がボヌール（Bonheur＝フランス語で「幸福」）と命名したゆかりがある。

「いつも楽しそうで」と言われて、私は、ああ、人は自分のことをそう見てくれているのか、と気づいた。同時に、有難いことだな、とつくづく思った。その時に思い出したのが、「君看《み》よ双眼《そうがん》の色、語らざれば愁ひなきに似たり」という言葉である。いろいろと苦しいこと、悲しいことがあっても、そのようなことなどないかのような明るい顔をしている、という意味である。

「君看双眼色、不語似無愁」という詩句は、芥川龍之介が亡くなる年に書いた小説『三つの窓』に出てくるので知られているが、江戸時代後期の禅僧、良寛など多くの人に好まれたとのことである。高橋義孝さんの随筆集『粋と野暮のあいだ』の中に「君看ヨ双眼ノ色」という文章があり、この言葉が元来禅語であるらしいということなどに関する考察が述べられていて参考になる。禅語であるせいか、姿勢を正させるような趣きがあって、私にとっても忘れられない言葉である。

日常のいましめ

　毎日の生活を続けるなかで、何か適切な教えというか、戒《いまし》めというか、生活指針のようなものがあれば役に立つのではないか、と常々思っている。

　子供の頃は、自分で言うのもおかしいが比較的素直で勉強好きであったため、問題を起こすようなことはあまりなかった。しかし、高校から大学に進む頃になると、いろいろなことに気が散り、勉強がおろそかになった。

　大学受験に失敗した時に、「お前は勉強もしないで小説ばかり読んでいるからこういうことになるんだよ。今後一年間、小説は決して読んでも買ってもいけないよ」、と母に厳しく説教された。母の言うとおりだと反省して小説は読まなかったが、勉強にもなるからなどと心の中で言い訳をして、代わりに歴史書を読んだ。その頃から神田神保町の古書店街を回ることを楽しみとするようになった。

つまり若い頃は、「もっと勉強しろ」ということが私にとって最も適切な戒めであった。今振り返ってみても、もっと勉強しておけばよかったと思う。

その後、医者になって大学の医局で研究生活をするようになると、臨床と研究に追われ、時間が足りず無我夢中でその日その日を送った。夜遅くうちに帰って食卓に向かい、箸を持ったままいねむりをすることもあって、睡眠の方が食欲より優先するのだと実感した。その頃、常に考えていたのは英語で論文を書くことであった。すなわち「もっと論文を書け」ということが当時は何事にも優先する戒めであった。

そのような櫛風沐雨《しっぷうもくう》の時期が過ぎ、病院の自分の部屋で何もせずに坐っている時間も少しはできるようになると、人生如何に生くべきか、あるいは何故自分は今の状況に置かれているのか、などに思いが至るようになった。自分の生き方に迷いが生じたのかも知れない。

人生指南の教えを求めて種々読書をしてみても、なかなか明快な教えには遭遇しなかった。宗教に帰依している人は宗教の教えに回帰するのだと思うが、元来自分は宗教心に乏しい人間である。また、宗教を持たないことを残念に思ったこともないのである。

これまでにめぐり会った日常の教えにはいろいろなものがあるが、印象に残ったものを挙げてみると、まず歌人・書家・美術史家である會津八一《あいづやいち》の「学規《がっき》」というものがある。

秋草堂学規

一、深くこの生を愛すべし
一、省みて己を知るべし
一、学藝を以て性を養ふべし
一、日々新面目あるべし

誠に堂々として風格のある教えである。何ら反論するところはないが、省みて己を知るべしと言われると恥じ入るのみであり、日々新面目《しんめんぼく》あるべしと言われても、昨日またかくてありけり、今日もまたかくてありなん、という生活をしていると、日々新面目はなかなか難しいと嘆息してしまう。しかし、この学規を読んで*1秋艸道人《しゅうそうどうじん》會津八一の風貌を偲ぶと、心に一陣の清風が通う。

海軍兵学校には有名な「五省《ごせい》」というものがあった。

五省

一、至誠に悖《もと》るなかりしか
一、言行に恥づるなかりしか
一、気力に欠くるなかりしか
一、努力に憾《うら》みなかりしか
一、不精《ぶしやう》に亘《わた》るなかりしか

これまた極めて優れた教えであり、エリート教育の真髄を示しているように思う。しかし、怠け者にとっては、ただただ頭を下げるばかりである。

もっと実行しやすく、わかりやすいものはないかと探してみると、宝塚歌劇団の教えとして、「清く、正しく、美しく」というものがある。宝塚のお嬢さん方には誠にふさわしい教えであり、そうあって頂きたいと切に願わずにいられない。私も宝塚を鑑賞する機会があり、行くとオペラグラスで登場人物の顔を仔細に眺めるのであるが、皆さん美しくて似たような顔に見えて区別がつきにくい。「清く、正しく、美しく」で育てられると没個性的になるのであろうか。ただ我々の日常生活は、「清く、正しく、美しく」だけでは律しきれない事柄が多すぎるようだ。もっとも、私も孫娘たちには「清く、正しく、美しく」育ってもらいたいと願っている。

京都の祇園の芸妓さんや舞妓さんの教えとして、「感謝・辛抱・反省」というものがある。日本の伝統を受け継いでいる彼女たちの日頃の精進、礼儀正しさ、先輩を大切にすること、仕来たりを重んずること、などを考えあわせると、実に深い意味がこめられた素晴らしい教えだと思う。祇園の年輩の地方《じかた》さんの一人は、「感謝・辛抱・反省」とはいうものの、一にも二にも辛抱です、と感慨深げに言っていた。

いろいろな教えを思い浮かべ、私自身に当てはめて、どのような教えが適切かと考えてみると、京都祇園の「感謝・辛抱・反省」が一番ぴったりするように思う。

若い時期に大いにはばたいて飛躍するためには、枠にとらわれずに頑張ることが必要だと思うし、ノーベル物理学賞を受賞した中村修二さんは「怒《いか》り」にかられて頑張ったそうだ。それもなるほどとうなずけるが、現在の私の心境は、なるべく「怒《おこ》らない」ことを心がけているつもりである。そして「感謝・辛抱・反省」を忘れないようにしたい。恥ずかしながら私は今でも、心の欲するところに従うと矩《のり》をこえてしまうからである。

＊1　秋艸道人は會津八一の雅号

人生の目的

人生の目的とは何か。普通はそのようなことは考えない。多くの人は、その日その日を忙しく過ごして休日を唯一の楽しみにして生活しているので、改めて人生の目的などを考えたりはしない。そんなことを考えるのは哲学者の仕事である。あるいはよっぽどの閑人《ひまじん》か、精神的に追いつめられている人が考えることである。多分そうだと思う。

しかし、自分の仕事の内容や社会で置かれている立場について、疑問あるいは不満などを感じると、人は、何とかならないかと考え、どうにもならないことに気づくと、人生について考えたりするようになる。人生相談的な題名の本に手が伸びたりする。

スポーツ選手などは、ごく間近の試合に焦点を合わせてトレーニングに励んでいるようだ。相撲取りの大多数の力士は来場所で勝ち越すことがまず第一の目標だろう。

そのような明確な目標がない場合は、日々無事に過ごすことが最も大切なことであり、人生の目的と言ってもよいように思うのだが、それではあまりに卑近なので、もう少し高尚な目標がないものだろうかと迷う。

宗教に帰依している人は神や仏に頼ればよいのだろうが、それだって迷いを脱するのは簡単ではないだろう。人生の道しるべとなるような本があればよいのだがと思って、いろいろな本を読むことになる。しかし、読んでも読んでも結論は得られない。

『幸福論』と題された本がある。有名なのは、カール・ヒルティのもの、アランのもの、バートランド・ラッセルのものであり、いずれも岩波文庫に入っている。ヒルティとアランの『幸福論』は、それぞれ白水社からも翻訳が出ている。

ヒルティの『幸福論』は実に優れた著作であり、同じ著者の『眠られぬ夜のために』と共に是非読むことをお勧めする。但し、八十~九十%がキリスト教に関連する内容である。キリスト教徒にとっては恐らく大変厳しい内容なのだと思う。非キリスト者にとっても、ヒルティ自身の生き方が極めて真剣なので、無視することが出来ないように感じて惹《ひ》きつけられる。

ヒルティの『幸福論』の中の「人間知について」や「教養とは何か」などの文章は折に触れて読み返したくなるものであるが、ヒルティの言っている事柄を煎じつめると、余計なものを読んだりせずに「聖書」だけをひたすら読め、ということになるように思われる。キリスト者にとってはそれでよいのかも知れないが、非キリスト者はそれでは困ってしまう。

アランの『幸福論』は読み物としてはヒルティのものより面白いだろう。文学的であって含蓄が深い。ただ具体性に欠けているのでこれを頼りに困難を乗り越えるというわけにはいかないように思われる。煎じつめると、どんな状況でもほほえみを忘れるな、ということになるように思う。しかし、人生で困ることは多々あるが、ほほえんでいただけでは解決出来ないことが多いのが現実である。

ラッセルの『幸福論』は理路整然としていて、ああそうかとは思うものの、衆愚の迷いのなぐさめとするにはよくよく熟読玩味する必要がある。

日本には、三谷隆正さんの『幸福論』がある。これを読むと、日本にもこんなに清く正しい人がいたのかと感嘆するが、とても真似は出来ないと感ずる。
私は中国の古典をいろいろ読んで教えられることが極めて多いのであるが、「論語読みの論語知らず」であって、教えが身についていない。それでも、私が中国の古典の中で大切に感じている言葉がいくつかあるので、列挙してみることにする。

人知らずして慍《いきどほ》らず、亦《また》君子ならずや。

言うまでもなく、論語の最初の学而《がくじ》第一の「朋《とも》有り遠方より来《きた》る、亦《また》楽しからずや」に続く文章である。私は四十代の初めに大学から外に出たが、陽の当たらない場所に移ったような気がしてならなかった。その当時は、しょっちゅう、人知らずして慍らず、と心の中で唱《とな》えていた。

令聞広誉《れいぶんくわうよ》身に施《ほどこ》す。人の文繍《ぶんしう》を願はざる所以《ゆゑん》なり。

孟子の告子《こくし》章句上《しょうく》にある言葉である。真面目にやっていれば自然に周囲の評判も良くなる。そうすれば、他人の地位や立場などをうらやむ必要はないのだ、という意味である。論語の「人知らずして慍らず」の丁寧な説明と言えるようだ。

君子は其《そ》の位《くらゐ》に素《そ》して行ひ、其の外《ほか》を願はず。
君子は入《い》るとして自得《じとく》せざること無し。

中庸の第十四章の最初の文章の頭の部分と尻尾の部分を並べてみたものである。君子は自分の現在の地位境遇に対して十分に己の本分を尽くすことを行い、それ以外のこと、たとえば出世などは願わない。それを素行と言う。そして、如何なる境遇でも、天命に安んじて不満に思わず順応する。それを自得と言っている。あきらめの境地に立つのではなく、積極的に努力する姿勢が大切なのだということである。そうなると次には天命についての理解が必要になる。

命《めい》を知らざれば以《もっ》て君子為《た》ること無し。

論語の最終の堯曰《ぎょうえつ》第二十の最後に出てくる言葉で、論語の最初と呼応していると言われている。この解釈としては、大漢和辞典の諸橋轍次先生が『論語の講義』で解《と》いておられる文章が誠に懇切丁寧なので、以下にそのまま引用する。

人にはおのずから禄命《ろくめい》がある。いかに正しい行いをなしても、吉兇《きっきょう》禍福《かふく》は必ずしもその行いにふさわぬことがある。その場合に或は恨み、或は悲しみ、或は惑うというように、天命を知らず、己《おの》が分《ぶん》に安んずることを知らぬ者では、到底、君子となすことは出来ない。又人にはおのずから天から授かった徳命《とくめい》がある。天、徳を予《われ》に生《くだ》せりの、みずから信ずる知命《ちめい》（使命の自覚）がなければ、これまた君子たることは出来ない。

以上が諸橋先生の解釈であって、天命とは禄命と徳命の両方を含んでいる、と言っておられる。私は折に触れて諸橋先生のこの講義を反芻している。吉川幸次郎さんも、論語の中の命《めい》という言葉は使命と運命の二つの意味を同時に持つと言っている。

心を養ふは寡欲《かよく》より善《よ》きは莫《な》し。

これは孟子の尽心《じんしん》章句下にある言葉で、種々の欲望を少なくすることが大切だと言っている。吉田松陰は、深くこの章を愛玩す、と『講孟余話』の中で言っている。欲望を断つのではなく、少なくすることを求めているので、無理がないと思う。

これまで中国の古典からいくつかの文章を挙げてみたが、日本人の教えにも良いものがある。近江聖人と言われた中江藤樹《なかえとうじゅ》の『翁問答《おきなもんどう》』の中に次のような言葉がある。

問ふていはく、人間世《にんげんせい》、第一にねがひもとむべきものは何事ぞや。

答へていはく、心の安楽に極《きはま》れり。

人生の一番の願いは何かといえば、それは心の安楽だ、と言っているのである。最も基本的で大切な指摘だと思う。

幕末の儒者である佐藤一斎《さとういっさい》の『言志四録《げんししろく》』は、西郷隆盛が愛読したことでも有名であるが、その中に次のような言葉がある。

一燈《いっとう》を提《さ》げて暗夜を行く。暗夜を憂《うれ》ふること勿《なか》れ。只《た》だ一燈を頼め。

真っ暗な夜道をちょうちん一つさげて行く。怖いと思うだろう。心配することはない。ただちょうちん一つを頼りにして行けばよいのだ。一斎はそう言っている。一燈をどう解釈するかは、一人一人によって異なると思う。私の手許にある川上正光先生の注釈書では、川上先生は、一燈とは堅忍不抜《けんにんふばつ》の向上心ではなかろうか、と言っておられる。川上先生は私の同級生川上正舒君の父君である。堅忍不抜の向上心でなくても、心の安楽さがあれば、と気楽に考えてもよいのではないか、と私は思う。

もう少し最近の人の本の中の、何げない文章にも珠玉の言葉はいくらでもある。天野《あまの》貞祐《ていゆう》さんの『道理への意志』の中に次のような言葉がある。

善き人となることが私達の生涯の課題でなければならぬ。

よい人になるということを心掛けていればよい、肩肘張らずに気楽に考えていればよい、ということだろう。天野貞祐さんの、戦前に軍部の反対によって絶版にしたという『道理の感覚』には次のような文章がある。

適度の仕事、適度の休息、単純な衣食住、これが幸福の欠くべからざる条件だと思ふ。

このようなまともな言葉を含む本の出版が許されなかった戦時下の日本の感覚は、明らかに異常であった。

仏文学者の河盛好蔵《かわもりよしぞう》さんは、軽妙洒脱な多くの著作で親しまれているが、『河岸の古本屋』というエッセイ集の中に次のような文章がある。

自分の幸福は祖先の余徳によるものであるとしたら、自分もまた徳を積んで子孫の幸福を計るべきではないかというのが私の信念なのである。

やはりそうか、そうなんだな、と納得する言葉だと思う。

道は爾《ちか》きに在《あ》り、と孟子の離婁《りろう》章句上にあるように、身近な事柄を丁寧に処理してゆくことが大切なのだと思う。そして常に大きな視野を忘れないことだと思う。それが結局人生の目的にもつながるのだと今の私は考えている。

哲学の必要性

哲学はphilosophy（フィロソフィー）の訳語である。明治時代に西周《にしあまね》が「哲学」という言葉を作ったとされており、現在では中国へも逆輸入あるいは輸出されているそうである。

哲学の定義はいろいろと哲学書に書いてあると思うが、簡単に言えば、真理とは何かを考える学問と言えばよいだろう。一般に哲学者と言われている人達、例えば、ソクラテス、カント、西田幾多郎《きたろう》などが考えていたような事柄が哲学の内容だと思われる。形而上学と呼ばれるものもほぼ同じ内容を指しているのだろう。しかし、そのような定義について云々《うんぬん》することはあまり意味がない。

現在のように生活に困窮する人が増えている時には、何とか生活できるようにすることが大切で、人生の意義など考えている場合ではない。しかし、どんな状況になっても、哲学的な事柄を考えている人が世の中からいなくなっては困るのである。人々の暮らしには秩序が必要であり、なるべく争わずに仲良く生活することが望ましいことは間違いない。

私が一度会って話がしたかったと考えている人は何人もいるが、その中に池田晶子《あきこ》さんという哲学者がいる。私より一回り以上若い女性なので、余計に会いたかった。哲学することを身近に引き寄せて分かりやすく語っていた。週刊誌にも連載していたぐらいである。

私は迷いの多い人間なので、迷いから逃れようなどと高望みをしているわけではないが、種々の迷いにある程度の道筋を示しておられた池田晶子さんに会って、あれこれと下らない事柄について雑談したかったのである。恐らく示唆に富んだご意見が聞けたのではないかと思う。お酒もたしなまれた方なので話ははずんだと思う。

私の下の名前が晶夫《あきお》で池田さんが晶子《あきこ》なので、話に入りやすかったのではなかろうかと下らないことを考えているが、池田さんが書かれた多くの本を読んでいて感じるのは常識的判断をはっきり言っているということであり、そこに共感を覚えるのである。

私は医者であり、池田さんが医療や人の死について書いた文章には特に共感を覚えるので、手近にあった本の中から参考までに短く引用してみる。

人生の不変を信じた患者は、治らなかったと医者を訴える。治してくれと頼みながら、治らないのは医者の責任なのである。患者には、その生命を健全に全うする権利があるからである。私は医者に同情する。医者は患者を治すのが職業である。わざわざ悪くしようと思っている医者はいない。治るかどうかわからないがやってみようと、冒険する医者がいなくなるのは目に見えている。

「やってみなければわからない」。私なら、そういう医者を信頼する。それが言える医者は、それを言える患者を、待っているのではなかろうか。

（池田晶子著『知ることより考えること』二〇〇六年新潮社刊、一三七頁）

池田晶子さんは小林秀雄を尊敬していたようである。池田さんが四十六歳で腎臓癌のために亡くなってから、もう十三年も経つ。私は最近、私が持っている彼女の著書を書棚の一隅にまとめて揃えて並べた。『新・考えるヒント』(二〇〇四年講談社刊)の隣には、小林秀雄の昭和三十九年文藝春秋新社版の『考へるヒント』を並べて追悼の思いを表明した。

運命論者

十九世紀末のスイスの思想家カール・ヒルティの言うには、この難しい人生を渡っていくには四種類の生き方しかないのだそうである。その四つとは、宿命論、克己主義、利己主義、信仰である。

それでは、私自身の生き方は四つのうちのどれだろうかと考えてみると、消去法で判断するのがよいようだ。

まず、私は宗教に帰依していないので、信仰は当てはまらない。また、私はそれほど努力家ではないので、克己主義も当てはまらないようだ。それでは利己主義はどうかというと、自分で言うのも変であるが、私は案外自分が損をしても人に恩恵を施してしまう傾向があるので、利己主義とは言えないようだ。

そうすると残るのは宿命論になる。私は宿命に逆らわずに生きてきたことは確かなので、宿命論者なのだろうか。

宗教に帰依している人は宗教に従って生きているのだと思う。日蓮や内村鑑三などは宗教に従って生きたのだろう。あれほど激しい生き方ではなくても、神様の御心《みこころ》に従って心穏やかに生きている人はいる。

克己主義はカントがその代表的な人だそうである。二宮尊徳などもそうだと思う。偉人と言われる人々の多くは克己主義なのだろう。

一方、利己主義で生きている人が最も多いようだ。もっとも多くの人は自分のことしか考える余裕がないので、必然的に利己主義にならざるを得ないのだが。残る宿命論については、人事を尽くして天命を待つ、というような達観した運命論もあれば、何事も運命だという消極的な宿命論もある。

私は、四つの生き方の中で消去法によって宿命論者ということになったが、論語にある「命《めい》を知らざれば以て君子為《た》ること無し」を信奉しているので、やはり運命に従っていると言えるようだ。運命といっても、立命《りつめい》を含む積極的な運命論なら悪くないだろう。

人生相談

新聞には大抵、人生相談のコーナーがある。週一回ぐらいのペースのことが多く、掲載されると私はかなりよく読むようにしている。回答者が何と答えるかに関心があるのである。

朝日新聞の土曜版に「悩みのるつぼ」という欄がある。新聞の人生相談としては出色のように思う。朝日新聞は、皇族の動向を報道する際に敬語をつけないので感心しないのであるが、「悩みのるつぼ」は優れている。

人生相談には実に深刻な悩みが寄せられることがあり、私ならどう答えるだろうかと考えてみるが、考えがまとまらないこともある。そこで回答者の答えを読む。なるほど、まったくそうだろうなあ、と感服するような答えに遭遇した時は、その欄を切り取ってスクラップブックに保存する。

「悩みのるつぼ」は数人の回答者が交替で担当している。その中で美輪明宏さんの回答に感服することがしばしばあり、スクラップブックに保存することも多い。美輪さんの回答が優れていることに気がついていた人は多いと見えて、美輪さんの数年分の回答をまとめた『おだやかに生きるための人生相談』という本が二〇一九年に出版されたので、私は早速購入した。美輪明宏さんの経歴や私生活については私は詳しくはないのであるが、恐らく苦労人なのだろうと思う。人生相談の回答者は苦労人でないと務まらない。それに美輪さんの回答は常識的なのである。一般人が生きてゆくためには常識的な判断が必要だと思う。

非常に困難な状況に陥っている人からの相談があり、私だったら何と答えるだろうかと考えてみた結果、「蒸発してしまうことを勧める」という結論になったことがある。しかし、それでは人生相談の回答にはならない。回答者の苦心がしのばれる次第である。

内弟子

日本経済新聞の朝刊を手に取って、まず「私の履歴書」に目を通すのが毎朝の日課であり、楽しみになっている。私の知らない人の人生が語られているので、参考になることが多い。

二〇二〇年六月は囲碁棋士の小林光一さんが書いているが、旭川の小学校を卒業して昭和四十(一九六五)年三月に上京し、囲碁で有名な木谷実《きたにみのる》さんの自宅である四谷の木谷道場に住み込んで内弟子になったのだそうである。そもそも先生の家に住み込んで内弟子になるというのは、最近ではあまりはやらない方式である。

内弟子というと落語家を思い出すが、落語家になろうとすると師匠のところに住み込むというのが今でも普通なのだろうか。

小林少年は木谷道場で寝起きして碁の勉強をしながら中学に通った。その当時、一緒に住み込んでいた内弟子は八人だったそうで、常時十人近くの内弟子がいたとすると、木谷実先生の奥さんはさぞ大変だったろうと想像する。食事の世話だけでも大変である。青少年の世話をするとなると、食事だけでなく生活指導などのしつけが当然必要になる。奥さんの大変さは想像するに余りある。

似たような例として、私は緒方洪庵の適塾を思い出す。大阪に適塾があったのは幕末であるから時代が違うし、適塾は蘭学を学ぶところで、集まっていたのは子供ではなく青年であった。適塾には常時三十人ぐらいがいたようだからもっと密集していた。緒方洪庵の八重夫人は七男六女を育てながら常に三十人ぐらいの塾生の面倒を見たのであるから、並大抵のことではなかったと想像される。

木谷道場の美春夫人は三男五女を育てながら常に十人ぐらいの内弟子の面倒を見たようで、適塾の八重夫人と似ていると思う。適塾での生活については福沢諭吉の『福翁自伝』が参考になる。

教育には、家庭教育、学校教育、社会教育などがあるが、内弟子教育というのは一種独特なものだと思う。内弟子教育は、人格形成に極めて大きな影響を与えるものではないだろうか。前近代的と言われるかも知れないが、木谷実先生や美春夫人が内弟子達に施した教育の偉大さは、道場から育った多数の棋士が囲碁界で活躍したことで如実に示されている。しかし、現代の子供達は内弟子生活には恐らく耐えられないだろうし、親の子離れも出来ていないだろうと思う。

宗教心

私はあまり宗教心はないので神頼みもしないのであるが、うちの神棚に供えてあるお榊は毎月一日と十五日の二回、新しいものに取り替えるように気を付けている。我が家は神道なので仏壇はない。お線香で火事になる心配はないし、お墓参りでもお花は供えずお榊だけなのでさっぱりしている。

自分自身に宗教心はなくとも、敬虔な宗教心を持っている人に対しては一目置いている。内村鑑三のような人とか、剣と禅の両方に悟りを開いた山岡鉄舟のような人には学びたいという願望がある。しかし、実際にそばに寄ったら怖くて近づけないのではないかとも思う。

そこで、山岡鉄舟の伝記を読んでみたところ、鉄舟が若い時に女性に迷って夜遊びを続けていて奥さんが死ぬ気になって諫《いさ》めたというくだりがあり、やっぱり鉄舟でも迷ったんだなと、変なところで安心している。

天野貞祐さんは一高在学中に、内村鑑三の聖書講義に熱心に通ったそうである。随分熱心に通い、内村鑑三の著作集を熟読したが、ついに信者になれなかった、と告白しておられる。私は、天野貞祐さんのこの告白に正直かつ誠実な心情を感じ、この心情を心から尊重するのである。宗教を学びもせずにそのような感想だけを抱くのは甚だ不謹慎かも知れないが、私の偽らざる心境である。

日本人は、お寺でも神社でも手を合わせ、おみくじを引いたりしているが、宗教心はそれほどもっていない人が多いようだ。宗教心のない私は決して例外的な存在ではないらしい。そこで、多くの日本人は何を頼りに生活しているのだろうか、と考えてみた。

久保正彰先生は西洋古典学の泰斗であり、ソクラテスなどのギリシャ哲学から文学まで学の蘊奥《うんのう》を極めた大先生であるが、その久保先生が学士会会報の平成二十八（二〇一六）年に書かれた年頭の挨拶を読むと、久保先生は元旦の富士山参りをしておられるとのことで、「私は人生の様々な面で、自分は聖典も教義もない、単純な土着宗教の一信徒に過ぎないことを、素直に自任しております」と書いておられる。久保先生でもそうなのかと知って、凡夫は心から安心するのである。

中国文学者である吉川幸次郎[*1]さんの『日本の心情』を読むと、「もっとも多いのは、普通の意味でいういかなる宗教とも無縁な人たちである。その人たちは、何によって生きているかといえば、相互の信頼によって生きている。相互の信頼ということは、要するに人間の善意を信頼することにほかならない」と書かれている。私の疑問に答えてくれる誠にありがたい文章である。日本人が相互の信頼によって生きているとすると、その中心にあるのは家族ということになる。人間の善意を信頼するのは性善説に従うということである。

中国哲学史の研究者である加地伸行[*2]さんは「常にいま自分とともにある家族という共同体と運命を共にするというのが、儒教文化圏の人々の心情なのである」と『儒教とは何か』の中に書いている。家族を大切にするというう考えの中心にあるのが「孝」という概念である。

孝というと古臭い考えとして評判が悪いが、親きょうだいに恥をかかせないように、先祖に対して恥ずかしくないように、と考えればよいのだと思う。加地伸行さんは、先祖と出会う「こころ」が大切だと言っている。宗教心が乏しい代わりに、相互の信頼や先祖と対話する心を基本的概念として生きているとしたら、それも悪くないと思うのだが。

＊1 吉川幸次郎　高名な中国文学者で京都大学名誉教授、文化功労者（一九〇四年～一九八〇年）

＊2 加地伸行　一九三六年生まれ、大阪大学名誉教授

寂

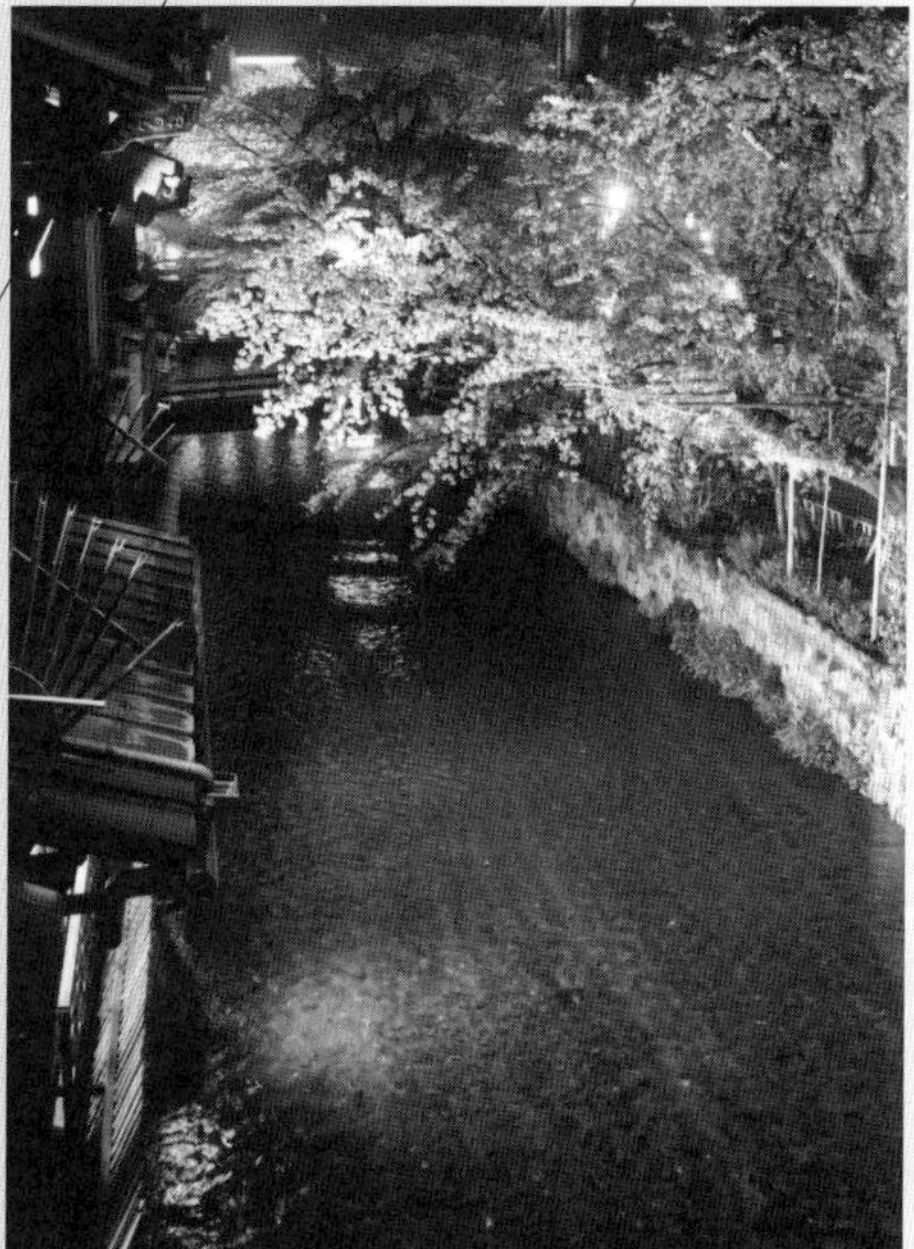

京都祇園白川の桜

石窟参観の旅

私は内科医として今上陛下の侍医やＮＴＴ関東病院の部長などを務めたが、現在は縁あって日本経済新聞社の保健センターの所長をしている。二〇一八年九月の初め、日経の平田保雄前会長を団長とする日本経済界訪中団の一員に加えて頂き、麦積山《ばくせきざん》、炳霊寺《へいれいじ》、敦煌《とんこう》などの石窟群を参観する機会を得た。

中国訪問は三十年前と二十年前に続く三回目だったので、最近の経済的発展を肌で感じたが、それよりも千数百年前の数多くの仏像や壁画を間近に見たことは忘れ難い印象を残した。

敦煌は漢の時代から西域の重要な拠点になっていたが、一躍世界の注目を集めたのは、一九〇〇年に莫高窟《ばっこうくつ》の第十七窟からおびただしい量の経典が発見されたことからであった。井上靖はそれを題材に『敦煌』という小説を書き、後に映画も製作された。

私は平田団長のご指導のもとに敦煌学の初歩を勉強して出掛けたのであるが、実際に現地で見ることの重要性を身に沁みて感じた。仏像の力強さや壁画の生き生きとした今にも動き出しそうな表現に感動した。唐代の女性の衣裳のあでやかさや装身具の豪華さなどは、楊貴妃の姿を彷彿とさせるものがあった。ソグド人と思われる少年の像が麦積山の古い仏像のかたわらにたたずんでいるのを見て、シルクロードの人の動きを如実に感じた。

劉《りゅう》家《か》峡《きょう》ダムを小さなモーターボートで渡って炳霊寺石窟を訪ねたことも得難い経験であった。

八日間にわたり毎日食べた中華料理、それも日本で食べるものとは異なった料理のお蔭で、体調は行く前よりずっとよくなって帰って来た。


（日中文化交流平成三十〈二〇一八〉年十二月号）

新疆ウイグル自治区の旅

新疆ウイグル自治区は中国の西のはずれに位置している。実に広大な面積を占めており、日本の四～五倍もの広さである。新疆ウイグル自治区と聞くと、ウイグル族の独立運動やそれに対する中国政府の弾圧などの報道が頭をよぎり、紛争地域とか虐げられた民族などの印象が強い。

日本経済新聞社は中国の敦煌研究院に対して援助を続けており、それに関連する日本経済界訪中団の企画が、二〇一九年は新疆ウイグル自治区と敦煌とを回ると聞いて、何か不毛な辺境地帯を行くような気もしたが、なかなか行けない地域だと考えて参加させてもらった。

新疆ウイグル自治区の首府はウルムチであり、自治区最大の都市である。このことは行った後で実感したことで、行く前はどんな所か見当もつかなかった。

北京から中国国際航空の飛行機に乗って四時間くらいでウルムチに着いた。ウルムチ空港は西アジアばかりでなく、ヨーロッパやアフリカなどの国際線も発着する拠点空港とのことで、どこの国際空港とも変わらぬ立派な設備をもった大きな飛行場であった。

空港からバスで市内に向かうと、市内は大きなビルが林立する大都会で、フランス系企業が経営する近代的なホテルに到着した。ウルムチの人口は三五〇万人であり、その八割は移住して来た漢民族とのことで、ウイグル人達は中心地からは追いやられてしまっているようだった。

翌朝、新疆ウイグル自治区博物館を見学した。立派な博物館で、実に多くの貴重な出土品がほぼ完全な形で展示されていた。中でも目を引いたのは、数々のミイラであった。古代エジプトのミイラは、王様など高貴な人が死後も存在し続けるようにと特殊な作業が遺体に施されている。それに反して新疆ウイグル自治区のミイラは、埋葬された遺体が自然にミイラになったものである。この地域は降水量がごく少なく乾燥しているるために、お棺に入れて土葬された遺体が、腐敗する前に水分が蒸発してミイラになってしまうのだそうである。従って、顔の表情や手足の状態、身に着けていた衣服なども、ほとんど埋葬時のままで残っている。

最も有名になったのは、一九八〇年に楼蘭《ろうらん》で見つかったことから楼蘭美女と名づけられた女性のミイラである。三八〇〇年前の四十歳くらいの女性で、髪の毛にはまだ弾力があり、解剖したところ、内臓には全ての臓器が残っていたそうである。その他にも子供のミイラや老人のミイラなどがあり、漢の時代の王と王妃が並んで横たわっているミイラもあった。衣服の布がそのまま残り、色彩も鮮やかであった。

ウルムチでの夕食には各人の前の火鍋に肉や野菜を入れて食べる料理が出たが、羊の肉がやわらかくて美味しかった。牛肉も出たが、牛肉よりも羊の肉の方がやわらかくて美味しかった。日本では、羊の肉というと臭《にお》いが強い肉という印象があるが、ウルムチでは臭いは気にならなかった。羊が食べている草の種類が異なるせいだとも聞いたが、よく分からない。

食事の前に、大きなグラスに牛乳のようなものがなみなみと注がれたので飲んでみると、飲むヨーグルトだった。中央アジアに近いので、ヨーグルトも沢山つくるのであろう。新疆ウイグル自治区に滞在中はヨーグルトを沢山食べたが、どれも滑らかで甘く美味しかった。

ウルムチから南のトルファンまではバスで移動した。幹線道路はトラックがひっきりなしに往来していて、発展しつつあることが感じられた。このあたりには高昌故城《こうしょうこじょう》、交河故城《こうがこじょう》などの昔の広大な都市の跡が残っているが、全く乾燥した土地に土で造った町というものは、遺跡を見ても、生活していた状況を想像することは難しかった。

このような乾燥した土地で人はどうやって生きてゆくのか、水はどうやって確保するのか、という大問題がある。それは、カレーズという地下水道を見学して理解できた。

この地域は、夏は四十度もの暑さになるが冬は氷点下二十度の寒さになる。山には大量の雪が降る。雪は春になると溶けて流れ、地下水になる。従って井戸を掘ると水が出る。井戸と井戸とを地下でつないだものがカレーズと呼ばれる地下水道である。カレーズをどんどん地下でつないで都市に達すれば、都市でも水に困ることはない。私が見学したカレーズでは、澄んで青く見える冷たい水が滔々《とうとう》と地下を流れていた。

トルファンは海抜の低い盆地であり、人口は六十万人強で、七十%がウイグル族、二十%が回族とのことであった。ウイグル族の人達は綺麗な顔立ちをしている。目が大きく彫りが深い。ヨーロッパや中東の血が混じっているのであろう。女性は美人が多い。そういう美人がバイクの前や後ろに子供を乗せて走っている光景をよく見かけた。男性はベレー帽を小さくしたような丸い帽子をかぶっている。触らせてもらうと結構硬い作りだった。

寒暖差が大きく乾燥した土地柄なので、ぶどうが名産である。いろいろな種類のぶどうがあり、どれも美味しい。ワインも沢山作っている。ぶどう園のぶどう棚の下にテーブルと椅子を置いてレストランにしている所で夕食をとったが、ウイグル人の踊り子達がそばで民族楽器の演奏に合わせて踊りを踊った。美女の踊りを見ながら、ぶどう棚の下で飲んだワインは殊のほか美味しかった。この土地のワインは多分日本には輸出されていないのだろう。

新疆ウイグル自治区にも今では新幹線が走っている。トルファン北駅から柳園南駅まで新幹線に乗ったが、時刻表どおりの正確な時間で発着している。日本の新幹線とほとんど同じような車両で、横揺れは少ない。愛想のよい車内販売の女性もワゴンを押して来る。女性の車掌は美人だったが、官僚組織の末端という態度で、お客に接する顔つきではなかった。昼食に車内で食べた弁当は美味しかったが、量が多くて食べ切れなかった。何のトラブルもなく柳園南駅に着き、そこからバスで敦煌に向かった。

敦煌は甘粛省に属するので、もう新疆ウイグル自治区ではない。敦煌に向かう途中の沙漠地帯は風が強い地域とのことで、それこそ無数の風力発電の塔が建っていた。ほとんど雨の降らない地域で土地が広大なので、風力発電と太陽光発電とでかなりの電力をまかなえるのではないかと思った。

ミイラの不思議

上野の国立科学博物館で特別展「ミイラ」を見た。会期の終り近くの休日だったので多くの人で混雑していて、解説を読みながらゆっくり見ることは出来なかったが、随分珍しいものをたくさん見た。

ずっと以前にロンドンの大英博物館で古代エジプトのミイラを見たことがあり、二〇一九年には、新疆ウイグル自治区のウルムチの博物館で楼蘭美女などのミイラを見た経験があったので、ミイラを見るのは初めてではなかった。

エジプトのミイラはミイラにするために内臓をとり出すなどの加工を施した結果ミイラになったものであり、ウルムチで見たミイラは葬った遺体が乾燥した風土によって自然にミイラになったものである。一般に、偶然にミイラになったものは乾燥した環境によるものが多いが、湿地帯で見つかったものもある。しかし、完全に近い状態で保存されているものは乾燥状態によるものが多い。

日本にもミイラがあることは知らなかったので、日本人のミイラを見た時には衝撃を受けた。自分がミイラになることを考えて、死ぬ間際に柿をたくさん食べて柿のタンニンが体内に行きわたるようにした本草学者のミイラがあった。この人は何を考えて自分がミイラになることを希望したのだろうか。

即身仏のミイラも展示されていて、綺麗な袈裟《けさ》をまとって坐っていたが、袈裟は最近替えたものであろう。日本のように湿度の高い気候ではミイラになる前に通常腐敗してしまうので、恐らく断食して水分も断って即身仏となり、その後の環境もたまたまミイラになるのに適していたものと思われる。

即身仏のミイラになった人は、生きながら仏になることを願った僧なのであろう。ただ私の正直な感想を言うと、美しい仏像ならじっと見つめていることが出来るが、即身仏のミイラはじっと見つめているには気味が悪かった。それが証拠に、即身仏のミイラの周りには人だかりは少なかった。

古代エジプトのミイラは、死後も永遠に生き永らえるよう願って作られたのであろう。中国でも不老長寿を願った例が多く、秦の始皇帝の兵馬俑や明の十三陵などを見ると死後の世界でも現世の栄華が持続することを願ったのは確かである。日本では、もっとはかない無常感に支配されていた時代が長く、世界的に見ると現世への執着は少ない方だと思われる。私の個人的願望から言っても、ミイラになるよりも煙となって消えてしまうことの方が望ましい。

漢文の訓読

中国の古典すなわち漢文を読むためにわが国で行われてきた訓読という方法は、実に優れた便利な方法である。漢文に返り点などの訓点を施すことによって、中国の文法で書かれた文章を日本の文法で読んでしまうのである。

外国語を学ぶ上で読むということだけに焦点を当てた方法であり、世界中で他に例のない特異な方法である。表意文字である漢字で綴られた漢文を日本の文法に合わせて読もうという先人達の努力の結晶ということができる。

我々が漢文と呼ぶ中国の書き言葉は、古代中国の文章語が二十世紀初頭まで約三千年にわたって維持されてきたものであって、これほど長期間にわたって使われ続けてきた言語は実に稀である。古代ギリシャ語やラテン語が西洋で学ばれ続けたという例はあるが、使われ続けたという点では漢文が最右翼といえるであろう。

漢文を書き下《くだ》し文あるいは読み下《くだ》し文と呼ばれる文章に直して読む訓読法は、日本人が文章を学ぶ基本として実に多くの影響を与えてきた。源氏物語のような純粋の和文以外の少し堅い文章は、ほとんどが漢文の書き下し文から影響を受けている、と言っても過言ではない。

中国古代の書き言葉である漢文は実に優れた言語である。いろいろな特徴があるが、まず第一に現在形も過去形も未来形もない。全て前後のつながりで判断するのである。ドイツ語やフランス語のような格変化はない。単数も複数もない。それでいて明瞭に内容を表現でき、素晴らしい名文を綴ることができる。

論語は言うまでもなく、孟子などを読んでいると、随所にあっと驚くような名文に出会う。司馬遷の史記などは名文の宝庫である。中国の古典は皆名文揃いであるが、貞観《じょうがん》政要《せいよう》、世説新語《せせつしんご》、戦国策、唐宋八家文《とうそうはっかぶん》と列挙するだけでも切りがない。

漢文の訓読は特殊な方法であり、やはり外国語はその国の言葉で読むのが本当である、という意見は昔からある。荻生徂徠は語学の天才で、訓読法に依らずに漢文を読んでいたようだ。漢詩を訓読法で読むと平仄《ひょうそく》を無視してしまうので、漢詩はそのまま音読みした方がよいという意見ももっともである。

戦後、東大教授を務めた中国語学者の倉石武四郎《くらいしたけしろう》先生は、漢文は外国語として訓読法によらずに学ぶべきであると主張された。結果的に中国語学習の道は大きく推進されたが、訓読法という従来の漢文の勉強方法には当然陽が当たらなくなった。

現在の学校教育では漢文の授業にはあまり重点が置かれていないようであるが、私は大変残念なことに思っている。漢文を読む力をつけておくことは他の語学や学問をする上でも極めて有益である。漢文がよくできると西洋の言語が学びやすくなるという説もある。

幕末から明治にかけて活躍した中村正直《なかむらまさなお》は、元来は敬宇と号した漢学者であった人で、幕臣として昌平黌《しょうへいこう》（昌平坂学問所）に学び、成績優秀で若くして幕府の御儒者という地位についたが、幕府が若い人達を英国に留学させることになった時に、自分も留学を希望して若い人達を引率するような形で、三十代半ばにして一八六六年に英国に渡ったそうである。そして英語を学んでスマイルズの著書を訳し、『西国立志編《さいこくりっしへん》』として出版した。

漢文の素読《そどく》という教育法がある。昔ながらの素読で教育を受けたのは、貝塚茂樹、湯川秀樹、小川環樹らの兄弟が母方祖父から受けたのが最後らしいが、現代でも、東洋政治哲学の権威安岡正篤《まさひろ》先生を祖父にもつ安岡定子さんが子ども論語塾で素読を教えている。私の孫が行っていたので私も何回かついて行ったが、子供達は意味も分からず大声で論語を読んでいて実に楽しそうだった。小さい頃に暗記させてしまう素読という方法は優れた教育法なのだと思う。

私自身が熱心に漢文を読み出したのは五十歳頃からであるが、古典の面白さに言い知れぬ魅力を感じている。吉川幸次郎さんは漢文は独学できると言っておられるが、返り点を打った漢文と書き下し文とを交互に読んで行きつ戻りつしながら読み進めていると、確かに少しは進歩しているのかとも感じる。しかし、森鷗外や夏目漱石は小学校高学年ぐらいの年齢の時にもっともっと漢文が読めたのだと思うと情けない気持になる。なるべく吸収力のある幼いうちに沢山のことを教えてしまうのがよいのではないだろうか。

芸という字

「芸」という字は、現在の日本ではゲイと読み、芸術とか文芸などに広く用いられている。この「芸」は、「藝」の略字として戦後に制定されたものである。私は、難しい漢字を簡単な略字に替えて用いるように定めた戦後の取り組みの中で失敗といえるいくつかのうちの一つが「芸」だと思う。

何故ならば、芸という字は元からある字で、ウンと読み、訓では「くさぎる」と読む字である。草を刈るという意味の字と考えてよいようだ。漢和辞典にそう出ている。京都の寺町通りには芸艸堂《うんそうどう》という歴史ある紙製品の店がある。一つの文章に芸《うん》と藝の略字の芸《げい》とが同時に出て来ることは滅多にないだろうが、やはり不都合な略字化だったということになる。東京藝術大学は、芸という字を使わず藝で通しているのは見識というものだと思う。

難しい漢字には昔から略字が使われていたという経緯がある。鶴亀の亀という字の正字はものすごく難しいので、亀としたことは大変良かったと思う。

しかし、首をかしげるような例としては、校舎などの舎の字で、正字は舍である。これなどは画数が減った訳でも簡単になった訳でもなく、正字と現行の字の二種類をわざわざ作ってしまっただけである。内科の内も、內であったものを内にしただけである。元来、門や建物に入るから內であり、中に人がいることを意味しているのではない。歩は、元来は步だった字に一画加えて歩にしたのだが、意味はなかったのではないか。しんにゅうは点が二つあったのだが、多くの字では点が一つになったのに、相変わらず点が二つの字がある。道は点が一つで、辻は点が二つであるのは根拠がないようだ。

五画の市（イチ）と四画の巿（ハイ）とは別の字で、雨が激しく降ることを沛然というが、沛は七画である。肺は八画であったが、一画増やして肺と九画にしたことは、字の成り立ちからいうと不適切だったと思う。

徳川の徳は、元来は徳だったものを一画減らして徳にしたが、これなどは間違えることもない良い例と言える。者の正字は者であるが、これは点をとってもほとんど同じなので、これも良い。醫を医としたことなども良い例である。澤を沢としたこと、驛を駅としたことなども良いと思う。

そうなると、明らかに不適当だったと思われるのは、舍を舎としたこと、步を歩としたこと、內を内にしたこと、藝を芸にしたことなどであろうか。中国の最近の略字の極端さよりはましといえるかも知れないが。

北東の風か東北の風か

テレビの天気予報を見ていると、気象予報士が「北東の風」と言う。北から東にかけての方角は北、北北東、北東、東北東、東となっている。南から西にかけての方角は南、南南西、南西、西南西、西で、北から西にかけては北、北北西、北西、西北西、西、とされ、南から東にかけては南、南南東、南東、東南東、東となっている。いつ定められたのかはよく知らないが、気象や地図などの世界では普遍的に受け入れられているようだ。

一方、一般的に日常生活において、北東と言うか東北と言うか、南西と言うか西南と言うかについては、中国の古来の伝統では南北よりも東西を優先して、東北、東南、西北、西南と言ってきた。また、西洋では東西よりも南北を優先して、北東、北西、南東、南西と言ってきたようだ。日本では従来は中国式に、都の西北とか東北大学とか西南戦争、東南アジアなどとしてきた。中国でも固有名詞では伝統を重んずるのか、西安には西北大学という大学がある。西安の西北大学は、大分以前に訪問して講演したことがある。

天気予報で東北と言わずに北東と言うのは、英語のNorth Eastをそのまま北東と翻訳したことによるのだろうと思う。

英語のNorth Eastを北東と訳すか東北と訳すかは、時代によっても異なるのではないか。言葉の順序どおりが良いのか、翻訳された言葉がその国の文化の中でどう伝統と折り合いをつけるのかにもよるだろう。アナトール・フランスの『Filles et Garçons』という小説を三好達治は「少女と少年」ではなく「少年少女」と訳しているが、これはこの方が良い。

南北の順に関しては圧倒的に南優位で、鶴屋南北は江戸時代の有名な歌舞伎狂言作者であり、南北戦争はアメリカのThe Civil Warのことである。中国でも「南船北馬」な

ど と言っている。

東西の順は一般に東優位で、口上を述べる時には「東西東西」と言うし、「洋の東西を問わず」や「古今東西」、「東奔西走」などもある。例外はゲーテの『西東詩集』という詩集があり、これは『West-östlicher Diwan』の翻訳である。その他に「西高東低」という言い方があり、その反対は「東高西低」であって、これらは高低という言葉に影響を受けている表現である。

方角の呼び方には他に、十二支や八卦を用いるものなどさまざまなものがあって複雑である。

相撲のしこ名

大相撲が大好きで、本場所のテレビ中継は、土曜日曜など時間がある時には熱心に見ている。以前は東京での本場所には国技館へも足を運んだが、実際には取り組みの細部はテレビの方がよく分かる。物言いがついた時などは土俵際の状況を再現してくれるテレビの威力は大したものである。しかし、国技館の活気やお相撲さんの大きさなどは現場に行かないと肌で感じられない。

力士のしこ名は、江戸時代から続いている小錦のような由緒あるものから、佐渡ヶ嶽部屋の力士には「琴」の字がつくなどいろいろあるが、最近では奇抜なもの、中にはちょっとどうかなと首を傾《かし》げるようなものもある。

大分前になるが、燕雀《えんじゃく》というしこ名の力士が出てきたことがある。中国の史記や十八史略にある「燕雀いづくんぞ鴻鵠《こうこく》の志を知らんや」から採ったものと思われる。燕や雀のような小鳥には大きな鳥が抱いている大きな希望や志などは知る由もないという意味の言葉である。鴻鵠とつけてもらうのならばともかく、燕雀とつけられたのでは上位に進みようがないだろうと思ったものであった。案の定《じょう》、燕雀は関取に進むこともなく姿を消してしまった。

名横綱の佐田の山にちなんで佐田の海とつけてもらった力士には、大いに奮起してもらいたいものである。現在の佐田の海は、佐田の山の弟弟子である佐田の海の息子である。

戦前に名横綱双葉山を破った広島県出身の安芸ノ海という名力士がいた。やはり広島県出身の安芸乃島は幕内で大活躍をした。

大鵬は中国の古典の荘子《そうじ》に出てくる大きな鳥の名前である。名は体を表して大鵬は名横綱になった。大鵬にちなんだ白鵬も横綱として数々の記録を更新している。さらに最近出てきた炎鵬は、小さい体ながら大活躍で大変な人気である。このようなしこ名は良い。

首を傾げさせるしこ名の代表は阿炎である。「あび」と読ませているが、炎という字は、訓は「ほのお」であり、音は「えん」であって、「び」と読ませるには無理がある。「あび」と聞くと阿《あ》鼻《び》叫喚《きょうかん》という言葉が連想される。悲惨な状況に陥って泣き叫ぶことを意味しているのであるが、「あび」という言葉に力強さを連想してつけたのではないだろうか。炎は火が二つ重なっているので、火が二つで「び」と読ませるのはやはり無理である。当人がかなり上位で活躍している力士であるだけに残念である。

そこへ行くと、隠岐の島の出身で隠岐の海とつけるとか、水戸の出身で水戸泉とつけるのなどは大変良い。朝乃山などというしこ名も実に良い。時津風親方となって日本相撲協会理事長を務めた東京農大出身の豊山勝男は私の好きな良い力士であったが、しこ名も良かった。

しこ名に比べると親方の名前は伝統があるだけに落ち着きのある名前が多い。関脇になって活躍した豊真将は引退後には立田川親方となっている。ＮＨＫのテレビ中継にも解説者として時々登場する。百人一首にある「千早ぶる神代も聞かず龍田川からくれなゐに水くくるとは」という古歌を題材とした「千早ぶる」という龍田川というお相撲さんが出てくる面白い落語がある。そこで私も「千早ぶる」という落語をもじって腰折れを一首、

千早ぶる神代も聞かず立田川
親方となり弟子を指導す
お粗末様でした。

送り仮名

送り仮名は難しい。私が「過す」と書くと、校正の人に「過ごす」と直され、「有難う」と書くと「有り難う」と直されたりする。一般的な約束事としては、内閣の告示に従うようにということのようだが、通常は辞書を見て従ったり考えたりすることになる。各種の国語辞典や用字用語辞典、新聞社の用語の手びきなど、いろいろなものが出ている。

私も国語辞典を参照することが多い。広辞苑は一版、二版、四版が手許にあり、二版と四版を使うことが多い。全体の傾向としては、版を重ねるとだんだん送り仮名を多く送るようになっている。

例えば、洋服の「かりぬい」は、広辞苑一版、二版では「仮縫」であり、四版では「仮縫い」となっている。「おいて」は、一版、二版、四版では「於て」であるが最近の七版を見ると「於いて」になっている、等である。岩波国語辞典なども同様の傾向である。

丸谷才一さんの『文章読本』には巻末に「わたしの表記法について」という一文がついていて大変参考になる。その中のいくつかを紹介すると、

漢字は当用漢字とか音訓表とかにこだはらないで使ふ。

字体は原則として新字。ただし新字のうちひどく気に入らないもののときは正字。

仮名づかひは歴史的仮名づかひ。

送り仮名は送りすぎないやうにする。


などである。右に紹介したのは全体の三分の一弱であるが、私は自分の気持としては丸谷さんの方式に従いたいのである。

私も若い時に、医学関係の総説を頼まれたりすると、原稿用紙の欄外に「用字用語仮名遣いは原稿通りのこと」などと書いたりしたが、全く効き目がないので、以後はこだ

わらずに最近の風潮に従っていた。もちろん最初から新仮名遣い、新字で書いたことは言うまでもない。

日記は自分が書きたいように書けるので旧仮名遣いで書き、漢字はほとんど新字であるが、芸は藝、拝は拜と書いている。「がっかり」などと書く時の「つ」は新仮名遣いでは小さく書くが、旧仮名遣いでは小さくは書かない。丸谷さんも大きく書くのであるが、私はこのような促音・拗音は旧仮名遣いでも小さく書いている。その方が分かりやすいと考えているからであるが、戦前の『辞苑』の表記もそのようになっている。

送り仮名は、丸谷さんの言うように、送りすぎない方が良いと思うのであるが、現在は送りすぎる傾向で、逆らうことはなかなか難しくなっている。そこで私自身は、最近ではもっぱら『明鏡国語辞典第二版』に準拠することが多い。

古書店めぐり

古書店を覗いて歩くことは学生の頃から始まった私の趣味の一つである。大学受験で一年浪人して駿台予備校に通った時に、駿河台から駿河台下まで足をのばして神保町の古書店を覗き出したのである。小説を読むことは母から厳しく止められていたので、浪人中は小説には手を出さなかったが、受験科目に日本史と世界史とが含まれていたので、歴史書ならいいだろうと理屈をつけて、西洋史や東洋史の概説書を買ったりした。

神保町の古書店を回る時、駿河台下から始める場合と神保町交差点から始める場合とで入る店が少し違ってくる。駿河台下から始める場合は、通常は三茶書房から始めて、三省堂をとび越して何軒かを見て一誠堂にたどり着く。一誠堂は何と言っても大店《おおだな》なので敬意を表す意味で一応入る。一誠堂を出て何軒か見ると神保町交差点近くの大雲堂に至る。三茶書房から始めて大雲堂に至ると少しくたびれるので、靖国通りを横切って向う側、すなわちレストランのランチョンの並びにある柏水堂でお茶を飲んだものであるが、残念ながら柏水堂はなくなってしまった。

神保町の交差点から始める場合は、昔は岩波の新刊書を置いている信山社を最初に覗いたのであるが、信山社はなくなってしまった。次に、高山本店、原書房を経て、何軒かを見て、岩波の古書をたくさん揃えていた山陽堂を見る。山陽堂は値段は高いながらも良い本を揃えていたのだが、こちらもつい最近なくなってしまった。

山陽堂に寄る前に音楽関係の古書店もあって、これも貴重な存在である。山陽堂を出てから二、三軒覗いて山本書店に至る。山本書店は中国古典の専門店で、必ず寄る。山本書店を出て、余程捜している漢籍がある場合は、専修大学の通りを越えて松雲堂書店に入るが、通常は山本書店からUターンして神保町交差点に戻り、白山通りを渡って大雲堂に入る。その後、のどが渇いたということで柏水堂に行く、というコースが私のいつもの古書店めぐりであった。

柏水堂がなくなってからは、神田の学士会館に行ってお茶を飲んでいる。柏水堂はケーキが美味しくて、小さなシュークリームを三つ出してくれるメニューが私の好物だった。なくなってしまって残念である。

神保町の通りの南側に古書店が多く並んでいるが、通りの横丁にもところどころに古書店がある。しかし、全部見ていてはとても大変で時間が足りない。通《つう》の人は横丁の目立たない所によく顔を出すのだろう。

京都に行くと河原町通りや寺町通りの古書店を覗くのだが、京都には戦前には丸太町通りにもっと沢山の古書店があったと聞いている。東京の本郷通りの古書店も随分減っているし、学生街と古書店という関係は次第に稀薄になりつつあるようだ。なお、京都にはお寺が多い関係で仏教関係の古書店が東京より多い。

気象予報士の南さん

テレビでは天気予報をよく見る。以前は通勤の時に持ち歩く鞄に常に折り畳みの傘を入れていたが、最近ではなるべく軽くしようと思って、天気予報によって傘を入れたり出したりしている。

ＮＨＫテレビの週末の朝には、天気予報に南利幸さんが出る。南さんの顔を見ると、ああ週末だな、とほっとする。長年ＮＨＫテレビの「おはよう日本」を見ているが、土日の天気予報には南さんがずっと出ているので、すっかり顔なじみである。「おはよう日本」のアナウンサー、殊に女性アナウンサーは皆さん綺麗で感じがよいので私はファンになっているのであるが、それはさておき、天気予報では、多くの女性気象予報士をさしおいて南さんのファンなのである。

南さんの解説は分かりやすいし、何と言ってもユーモアがある。以前はよく俳句のような川柳のような、駄洒落のような五七五を披露していた。私はそれを楽しみにしていたので、まとめて本にしてくれないかと願っている。南さんの丸顔で頭髪が乏しくなったいがぐり頭の表情には愛嬌がある。あの人相には悪人はいない。

南さんは関西に住んでいて週末には上京してテレビに出るらしいが、気象や季節の変化について、科学的に研究している。花粉の飛ぶ量を顕微鏡で見たり、いろいろな花を写真に撮ったりしている。開花の標本木は特に丹念に観察し、過去の種々のデータを解析して、桜の開花予想なども独自の判断で発表している。

最近では天気予報が以前よりもよく当たるようになっているので、結構気を遣うのではないかと思う。晴れと言ったのに雨が降ったりするとお叱りを受けるが、雨と言ったのにそれほど降らなかった場合にはお叱りはさほどではない、というような傾向もあるのだろう。

私は今でも週日は医師として働いているので、週末になるとほっとする。若い頃は週末になると早起きしてゴルフに出掛けたりしたが、ゴルフはほとんど卒業したので、週末の朝はゆっくりした気分で「おはよう日本」を見る。その時に南さんが出てくると一層リラックスして休みの感覚に浸れるのである。これは南さんの人徳である。

二十世紀最大の失敗

二十世紀には多くの出来事があり、多くの変化があった。第一次世界大戦と第二次世界大戦とは戦争の中でも特筆すべき大きな出来事である。殊に第二次世界大戦は史上最大の戦争で、わが国にも甚大な影響を及ぼした。

世界大戦以外にも、朝鮮戦争、ベトナム戦争、湾岸戦争、イラク戦争など二十世紀には実に多くの戦争が行われて多数の戦死者や犠牲者を出した。二十世紀は戦争の世紀であったということができるであろう。

二十一世紀になっても戦争の種は消えず、常に世界中のどこかで軍事的な小競り合いが続いている。北朝鮮をめぐる紛争は北朝鮮の政治体制に原因があると思われるが、このような例は少ない方で、現在の世界での争いの原因には宗教が関係するものが多い。パレスチナ問題は、ユダヤ人のイスラエルとアラブ人のパレスチナとの争いであって、ユダヤ教とイスラム教との争いが根本原因である。イスラム教においてはスンニ派とシーア派との争いがあり、サウジアラビアを中心とする国々とイランを中心とする国々との争いに波及している。

宗教的な対立の原因となっている一つはいわゆるイスラム原理主義で、イスラム原理主義を標榜する人々とそれ以外の人々との争いになっている。イスラム原理主義はイスラム教の信者の中から出て来た特殊な一派であり、二十世紀の後半から力を増してきたようだ。その原因を考えてみると、パレスチナ地区におけるイスラエルと反イスラエルの争いに影響を受けたイスラム教徒の中に極端な思想を持つ人達が出て来たからであるように私には思われる。

パレスチナ問題の原因が何かというと、それはイスラエルの建国であったと私は考えるのである。二十世紀の前半にシオニズム運動という世界中からユダヤ人がパレスチナ地区あるいは聖地エルサレム周辺に集まってくる動きがあった。ユダヤ人達は祖先がいた場所に帰ることを目指したのであるが、二千年前に先祖がいた所だといって今までいた人々を押しのけて住もうとしたことが、今日にいたるまで解決できない、難しい問題を引き起こしたのだと思う。

ここで無理やりにイスラエルという国を建国してしまったために争いの火種をかえって大きくしたのではないか。イスラエル建国に一番大きな影響力を与えたのは当時のイギリスであると思われるが、時間をかけてユダヤ人とアラブ人とが共存できる社会体制を形成させ、住民達の意志によって国家を成立させるべきであったのではないか、と私は思うのである。二十世紀最大の失敗はイスラエルの建国であったのではないか、というのが私の考えなのである。謬見《びゅうけん》かも知れないが……。

即身成仏

即身成仏とは生きながら仏になるということで、仏教の方ではいろいろな説明があると思うが、「ミイラ展」を国立科学博物館で見た時に、江戸時代の日本人の僧侶で断食をしてそのままミイラになったという坐像が展示してあったことを思い出す。しかし、あれは即身仏というもので、即身成仏とは概念が異なるのだそうである。

私が「ミイラ展」で見た僧侶のミイラは新しい袈裟《けさ》を着て坐っていた。ああいうものが即身仏というものであるならば、何だか気味が悪いだけで、有難みはないと私は感じた。

しかし、予定成仏というか、自分で決めて断食をして死に至るのであれば、高齢者の死に方の一つとして決して悪いものではないと思う。もちろん、ミイラなどにならず野辺の煙となって消えるのである。そう思うようになったのは、山折哲雄氏の文章を読んで啓発されたことからである。山折先生は「断食往生」という言葉を使っておられるが。

西行は、「願わくは花のしたにて春死なむそのきさらぎの望月の頃」と詠んで旧暦二月十五日頃に死にたいと言っていたが、実際に文治六年二月十六日（太陽暦では一一九〇年三月三十一日）に死んでいるのである。それについて山折先生は、西行は二月十五日頃に死ぬことを目的として、その前に断食を開始したのであろうと考察している。これは大いに納得できる話である。それでなければ自分が希望する日に自然に死ぬことは難しい。

最近、死ぬ間際の医療のあり方を前もって本人が家族とよく相談して決めておくことをAdvance Care Planning（ＡＣＰ）と呼んでいる。国はＡＣＰを「人生会議」と呼ぶことにしたらしいが、適切な日本語ではないように思う。しかし、それについてはここでは触れないことにする。ＡＣＰはリビング・ウィルと呼ばれるものとよく似ているが、リビング・ウィルよりもＡＣＰの方が患者の希望ばかりでなく家族の意向も反映されるようになっているようだ。

いずれにしても、死ぬ間際の治療のあり方をはっきり決めておけばトラブルが少ないということである。誰かが急に死にそうになって家族があわてて救急車を呼ぶ。到着した救急隊員が救命処置や蘇生術を試みようとすると、今度は家族がやめてくれと言う。それではどうして救急車を呼んだのだと当然聞かれる。最期を迎える方針が家族の間で決まっていないと、このような事態が起きてしまう。

延命措置は希望しません、と表明している人は多い。その場合、人工呼吸器などを使用しないことはいうまでもないが、点滴による水分補給はどうするのか、痛み止めはどうするのか、など、はっきりさせておいた方が良い問題は他にも沢山ある。私の考えを言えば、延命措置をしない場合、注射や点滴は一切しないこととし、経口薬のみ使用すると明記しておくことが良いように思う。その方が、いたずらに苦しい期間を長くすることなく、安らかに死に至ることができる。

西行式の断食による予定成仏は、家族に相談すると大抵反対されるだろうから、あらかじめ遺言書をきちんと作成しておいて、こっそり実行するしかなさそうである。私が実行しようと考えているわけではないが、こういう死に方も可能なのだと理解しておくと、選択肢が一つ増えてよいのではないだろうか。

保険の販売

日本郵政グループの保険の販売に不適切な点があったということが問題になった。私はその詳細については全く関知していないが、新規の契約数によって保険販売員の給料が変動するという仕組みがある限り、問題はなくならないと思う。つまり、新しい契約を獲得すると給料が増えるという保険販売員の給与体系が根本原因だと言いたいのである。

こうした販売員制度は日本郵政グループばかりでなく、多くの保険会社が昔からとっている方法で、保険販売の根幹を担っているのは保険の外交の女性達である。日本の人口が増加傾向で、若い人達つまり新たに社会に出る人達がどんどん増えていた時代は、そのような保険の外交員が社会の隅々まで動き回って市場を開拓していた。私も大学の医局にいる時に、研究室に現れた外交員の女性からゴルフ保険を勧められて加入し、毎年お金を支払っていた。しかし、ホールインワンなど一度も達成せず、ゴルフを卒業する段階でゴルフ保険もやめた。

生命保険の利率のようなものは銀行の金利や社会の景気に左右されるので、契約に加入する時期によって得なものとそれほどでもないものとがあるのは当然である。得な契約を結んだ人はずっとそのままにしておくのが良いが、ベテランの販売員にかかるとそうもいかなくなる。

ベテランの販売員は、新しく契約し直した方が得になるなどと、ああだこうだ言って新しい契約を結ばせる。販売員としては新しい契約を獲得すると給料が上がるのだから無理もない。お客は何だかよく分からないがまあいいかということで新しい契約を結ぶのであるが、結果的に損をしたというケースはよくあるらしい。

人口が減少傾向になり、若い人口がどんどん減ってくると、保険の新規契約数は必然的に減ることになる。そこで、既に契約している人に再契約させようというのが販売員の狙うところになる。ところが景気が以前より悪い状況では保険の条件が以前より良くなる筈がない。しかし、そこがベテラン販売員の腕の見せどころなのである。

私は販売員の頑張りに依存していたのでは保険の販売は破綻するだろうと思う。それくらいのことは保険会社の上層部は先刻承知の上で対策を考えていることだろう。病院で見かけた販売員の人たちも緊急事態宣言以降見かけなくなった。新型コロナウイルスの問題は保険の販売にも当然影響があるだろうと思う。

糟糠の妻

糟糠《そうこう》の妻は堂より下《くだ》さず。有名な言葉である。糟は酒かすのこと、糠は米ぬかのことであり、酒かすや米ぬかを食べながら、つまり貧乏暮らしをしながら一緒に苦労をした女房は、金持ちになったからと言って取り替えたり粗末に扱ったりはしない、ということである。

この話は中国の後漢書にある。後漢の光武帝の家来に宗弘《そうこう》という男がいた。真面目な美男子だったそうだ。光武帝の姉の湖陽公主《こようこうしゅ》という未亡人が宗弘を見初《みそ》めて、弟の皇帝に何とかしてくれと頼んだ。こういうところは中国の女性は日本の女性より積極的である。宗弘が皇帝のところへやって来たので、公主は屏風の陰に隠れて二人の会話を聞いた。皇帝が「富んでは交わりを易《か》え、貴くしては妻を易《か》える、と諺にあるね」と言うと、宗弘は「貧賤の交《まじわ》りは忘るべからず、糟糠の妻は堂より下さず、です」と答えたので、皇帝は屏風越しに「姉さん、これじゃ駄目ですよ」と言ったというのである。

中国では自分が偉くなると立派なところから奥さんを迎えたりする例があったので、糟糠の妻は堂より下さずと言って、若い時に貧乏暮らしをしながら一緒に苦労した奥さんは生涯大切にしなければならないよ、と後世引用されたのである。もっともな話である。

古女房は大切にしなければいけない。しかし、中国は一夫多妻であったので、古女房の正妻としての立場は生涯大切にしたが、妾を持つことはそれとは別の事柄であった。したがって、金持ちになると、それにふさわしい妾を何人か持つことは当然あったと考えてよい。

そういうことを言うとうらやましそうな顔をする人がいると思うが、今の日本では男女の力関係は、一般家庭では逆転していることを忘れてはいけない。糟糠の妻は堂より下さず、などと言って油断していると、定年後に亭主の方が蹴飛ばし出される例が増えているのである。

八月や六日九日十五日

「八月や六日九日十五日」という俳句がある。もちろん、八月が来ると思い出される、広島に原爆が投下された六日、長崎に原爆が投下された九日、終戦の日の十五日の三日を詠んだ句である。ところが、これを詠んだのは一人ではなく、複数の人が、他人が同様の句を詠んでいるとは知らずに、それぞれ別個に同じ句を作っているのである。日本人が持つ共通の感情を、俳句の形で表現しようとすると、期せずして同じ表現になることがあるのだという実例である。

「八月や六日九日十五日」に関しては、誰と誰がどこで作って発表したかについての経過を研究している人もいて、本にもなっている（小林良作著『八月や六日九日十五日』

「鴻」発行所出版局、二〇一六年）。俳句のような短詩型では類似のものを他の人が作っている可能性があるということに注意すべきであるということだろう。

私としては、八月の八日も忘れてはならない日だと思っている。八月の八日はソ連が日本に宣戦布告した日である。日本の敗戦が確実になって、既に死に体《たい》になっている状況において宣戦布告するなどということは、道義上許されざる行為である。

日本がソ連参戦について油断していたのは日本の諜報機関が無能であったことを露呈しているのであるが、外交を行う上では諜報活動というものは必須だと思う。現在の日本では全くやっていないようなので、これで大丈夫なのだろうかと密かに心配している。

選挙違反

河井克行前法務大臣と奥さんの安里さんが、安里さんが当選した先の参議院議員選挙での選挙違反容疑で逮捕された。不思議な事件である。夫婦で仲良く逮捕されてしまったのであり、何故こういうことになったのか、いろいろ疑問が沸く。

そもそも河井前法相は衆議院議員であって、奥さんを参議院議員にしなければならない必然性がなさそうに思われる。奥さんの安里さんは写真やテレビで見るとかなりの美人である。実は旦那の方は奥さんの言いなりであって、奥さんが参議院議員になりたいと言ったので、それに全面的に協力したのではないだろうか。しかし、奥さんが代議士になろうとした理由については、ここではこれ以上穿鑿《せんさく》しないことにしよう。

選挙には金がかかる。これは選挙に何の知識もない素人でも知っている。田中角栄は選挙になると、新聞紙で包んだかなり分厚い札束を子分達一人一人にみずから手渡していたそうである。

選挙にはその道のプロがいるそうで、以前は選挙の神様と呼ばれる人がいて、その人が選挙参謀を務めると必ず当選したそうである。後に選挙違反で逮捕されることもなかったようだ。以上の事柄は、私のようなずぶの素人でも知っており、世の中に公職選挙法という法律があることも知られている。

河井克行氏がしたことは恐らく昔の選挙のやり方に則ったものであって、昔はあのようなことをして当選し、逮捕もされなかった人がいたのだろう。しかし現在では、河井氏がしたことは、まともに考えれば危なくて普通はできないことである。選挙の渦中にいると頭がおかしくなって、正常な判断ができなくなるのだろうか。それとも奥さんの魅力あるいは魔力に踊らされて、正邪の判断ができなくなってしまったのだろうか。

大分以前に、横山ノックというお笑い芸人が政治家になり、参議院議員や大阪府知事を務めたことがあった。その横山ノック氏は後に、選挙期間中に運動員をしていた女子大学生に対してふらちな行動をしたというので、強制わいせつ事件で告訴された。これも、普通に考えれば、あるいはまともな人であれば、するはずのない行為と言える。選挙期間中に正常な判断が阻害されるのは本当なのかも知れない。もっとも横山候補者の場合は、公職選挙法違反というよりも好色選挙法違反と呼んだ方が適切であったようだが。

芸能人や政治家のプライヴァシー

私は週刊誌はほとんど読まないが、電車の中吊り広告は見る。インターネットにも中吊り広告と同じような記事が出るので、一応目を通す。その中では芸能人が不倫をしたという記事が多いのに驚く。あのような内容の事柄が記事になること自体がおかしい。そもそも芸能人は、品行方正を売り物にしているわけではなく、日頃の生活態度も一般人とは異なっていると思われるので、たたけば埃が出る人は多いだろう。

不倫というのも嫌な言葉であるが、どうやら配偶者以外と性的交渉を持つことと理解して良いようだ。そういうことはあるだろうと思う。私は決してそれを勧めているわけではないが、厳しく取り締まる立場でもない。亭主が浮気をしたと言って、奥さんが怒るのは分かるが、他人がとやかく言う筋合いの問題ではない。況《いわ》んや芸能人においてをや、である。そんな事柄にかかずらうほど暇ではないのだ。実際には暇であっても、である。

アナウンサーは芸能人ではないと思う。少なくともＮＨＫのアナウンサーは芸能人ではない。民放のアナウンサーはやや芸能人的に取り扱われているのかも知れないが。私はＮＨＫのアナウンサーの応援団を自認しているので、ＮＨＫのアナウンサーのプライヴァシーを暴くような記事が出ると、腹を立ててアナウンサーに同情する。変な記事に動揺することなくにこにこしているように、と念じながらテレビを見ている。

他人のプライヴァシーを暴くのは悪趣味である。そういう記事を書くことを仕事にしていると人格が歪んでくるから早く足を洗う方がいい。芸能人とか政治家とか、つまり有名人にはプライヴァシーはないのかという問題はよく議論になるが、有名人にもプライヴァシーはあると考えるべきである。どんな有名な人あるいは偉い人でも、プライヴェートな領域での失敗はある。それを本業や公務での失敗のように騒ぎ立てるのは良くない。そのようなことを覗いていたことの方が恥ずべき行為である。

政治家は、大所高所に立って、まつりごとを誤りなく行うことが最も大切である。品行方正、清廉潔白なだけでは駄目なことが多い。品行方正、清廉潔白は部下に任せておいて、外交交渉等では腹芸も重要なのである。生真面目なだけで頭の硬い石部金吉《いしべきんきち》では大政治家になれないということは古今東西不変の原則である。政治家は、お互いの粗探《あらさが》しや足の引っ張り合いはしない方がいい。[*1]兄弟牆《けいていかき》に鬩《せめ》げども外《そと》のあなどりを禦《ふせ》ぐ、ということが大切なのである。

しかし、足を引っ張ることや他人の私生活を覗くことを仕事にしている輩《やから》を根絶することはできないので、有名になった人は業種を問わず、私生活に注意をするに越したことはないだろう。これは政治家の奥さんにも言えるかも知れない。

＊1兄弟はうちわげんかはしても、外からの侮《あなど》りに対しては力を合わせて防ぎ守る、という意味で、出典は詩経。ふだんは仲が悪くても、国家の問題となれば団結して事にあたることが大切だという意味である。

アワードはおかしい

この頃、何か賞を出す時に「〇〇アワード」という表現をしているものを見かける。英語のAWARDをアワードと言っているようだが、これはおかしい。AWARDという英語を使うのなら、アウォードあるいはアオードと言うべきである。WAR（戦争）はウォーであり、WALK（歩く）はウォークである。そもそも英語のWAはワとは発音せず、ウォと発音することが多いのである。

何か賞を出すぐらいの立場の人なら多少の英語は知っていると思われるのだが、不思議な現象である。賞に関して英語が使いたいのならPRIZE（プライズ）と言ってもよいのではないだろうか。もっともAWARDとPRIZEでは多少ニュアンスが異なるらしいのだが、アワードなどとみっともない表現をするよりはましであろう。

アメリカのデモ

アメリカで、白人の警官が黒人の男性の首を押さえつけたことでその黒人が死亡した事件を受けて、抗議のデモが広がっている。白人の警官にひどい目に合わされたと訴える黒人の数は以前から多い。人種差別が最も出やすいのが白人の警官と黒人の容疑者との関係のようだ。

人種差別は根深いもので、簡単に解決する問題ではない。アメリカは様々な人種が生活している国であり、人種差別問題はアメリカの抱える最も根源的な問題だと思う。

類は友を呼ぶで、同じ人種の人達は一緒に住む傾向がある。その方が安心なのである。

私は一九七〇年代にアメリカのニューヨークに留学していた。私がアメリカにいたのは二年間だけだったので、人種に関して嫌な思いをしたことはなかったが、もっと長く生活をしていたら、何か嫌な事柄も経験したのかも知れない。

私が働いていたのは、ニューヨークのマンハッタン島の真ん中辺の東の方で、大学や大きな病院が集まっている地区であった。私が働いていたのは超一流の癌研究所だったので、働いている人達の知的レベルも高く、快適な研究環境だった。

私がいた部門にはたくさんの研究者がいたが、研究者はほとんど白人で、白人以外は日本人の私とインド人が一人いた。実験の手伝いをする研究助手は白人の女性が多かったが、私の手伝いをしていたのはアフリカ系の女性つまり黒人女性であった。研究助手をしているくらいであるから知的レベルも高く、彼女のご主人も黒人で医師であった。

昼食は毎回、研究所のカフェテリアで食べたが、たいてい数人でテーブルを囲み、いろいろな話をしながら食事をした。ある日、私が同僚の男性医師を昼食に誘ったところ、彼は、今日は宗教的な理由で食事に行けない、と言った。

変だなと思ったが、研究助手の女性と食事をしながらその理由を聞いたところ、彼はユダヤ人だからということであった。ユダヤ人にもイスラム教徒のラマダンのようなものがあって、飲まず食わずで過ごす時があるらしいのだ。その時彼女は、私がいた研究部門に属する全ての医師や研究助手の女性や秘書達の中で、誰と誰と誰がユダヤ人であるかを詳しく教えてくれた。

その時に、私はただ「白人のアメリカ人」とだけ思っていた人達の中にユダヤ人がいること、そして誰がユダヤ人であるかは、彼ら同士ではお互いによく知っているらしいということが分かった。私の属していた部門の長はイギリス人だったが、私の直属の上司にあたる研究者はアイルランド系のアメリカ人でカトリック教徒だった。白人のアメリカ人の多くはプロテスタントだが、カトリック教徒もいるということ以外に、ユダヤ人もいるということであり、白人だけでも均一ではない。

私はクイーンズ区のフレッシュメドウという地域のアパートに住んでマンハッタンの研究所に通っていたが、クイーンズには当時は日本人の商社の駐在員などが多く住んでいた。日本人はユダヤ人が多く住んでいる場所に混じって住んでいるようだった。現在では日本人はその地域から別の地域に移っているようである。ユダヤ人も移ったのであろう。

私のアパートの隣の住人はユダヤ人だったし、家内が英語の練習を兼ねて絵を習っていたおばさんもユダヤ人だったし、子供のベビーシッターを時々頼んでいたおばあさんもユダヤ人だった。

家内が絵を習っていたドロシーという太ったおばさんは親切な人で、よく家《うち》にも遊びに来たが、ベーグルというユダヤ人が食べるパンを持ってきてくれたり、小麦の粒が入ったスープを教えてくれたりした。ユダヤ人の料理は普通の西洋料理より日本人の口に合うようにも思った。ベーグルの店は今では東京にもあるが、ドロシーのことを思い出して懐かしい。

子供達のベビーシッターをしてくれたローザさんというおばあさんは、子供好きで、まだ幼かった子供達をよく可愛がってくれたが、ドイツから来たと言っていた。私がドイツのことを思い出すことがあるかと尋ねたことがあったが、もう忘れたと言っていた。第二次大戦中にナチスドイツによって多分ひどい目にあったのではないかと思う。無神経なことを聞いたものだと私は後で反省した。

私の研究助手をしていたモリーンという黒人女性は小柄な人で、愛想が良かった。私がそろそろ日本に帰る時期が近くなったある時、モリーンは我々家族を食事に招いてくれた。

招かれた日は日曜日だった。住所を頼りにブロンクス区に住む彼女のアパートに行ってみると、そのあたりは黒人しか住んでいないと思われる地区で、我々が歩いていくと周りからじろじろ眺められた。その中では立派な高層アパートがあって、彼女の住まいは綺麗だった。臨床医をしているご主人も愛想良くもてなしてくれた。しかし、駐車場と彼女のアパートの間を歩く時に落ち着かない感じを抱いたことは間違いなかった。ハーレムのあたりを歩くこわさではなく、何となく場違いなと言ったらよいような感覚だった。

アメリカでの黒人の比率は地域によっても異なるのだと思うが、国民同士の融和という観点から考えると、理屈だけでは片付かない、難しい問題が多いのだと思う。そこへプエルトリコなどから来たヒスパニックの人達やメキシコから流入する人達なども混じって、問題を一層複雑にしている。黒人は移民ではなく奴隷制度によってアフリカから買われて来たという背景があるので、当事者でないと分からない心理も当然あるのだろう。

アメリカでの白人警官に対する怒りのデモが略奪などの不法行為に走ったことも残念なことである。テレビのニュースを見ていたら、それを抑えようと保安官が登場していた。保安官というと西部劇で見るだけかと思っていたら、現在でも保安官がいることに驚いた。普段は何をしているのだろう。

アメリカ社会の複雑さを感じると同時に、アメリカがとった奴隷制度はまずかったとつくづく思う。労働力の不足があったにしても、奴隷制度をとらずに我慢しながら国づくりをしたら良かったのではないかと思うが、歴史を元に戻すことが出来ないのは自明なので、私の妄想に過ぎない。

佐久間象山の読み方

佐久間象山は幕末の偉人奇人であり、もちろん、「さくましょうざん」と読む。ところが「しょうざん」ではなく、「ぞうざん」だという説があって、話がこんがらかっていたのである。

佐久間象山は信州松代藩の出身で、儒学も洋学も第一人者であった。儒学は江戸の昌《しょう》平黌《へいこう》で佐藤一斎《いっさい》に学び、当時の昌平黌では山田方谷《ほうこく》と佐久間象山とが逸材で、二人が毎晩議論するのでうるさくて寝られないという苦情が寄せられたそうである。話を聞いた佐藤一斎があの二人ならやらせておけと言ったと伝えられている。

象山は洋学の必要性を痛感し、洋学も学んで大砲を作ったり、吉田松陰をペリーの艦船で密航させようとして失敗したりした。

象山は当時の日本では全く珍しい進歩的な人で、視野が世界に開かれていたのであるが、人を人とも思わぬ強気の姿勢がわざわいして暗殺されてしまった。象山が生きていれば明治政府で随分役に立ったと思われる。

象山という号は、中国の南宋《なんそう》の高名な儒学者陸象山《りくしょうざん》の存在も「しょうざん」と呼ぶことを裏づけているように思われる。しかし、象山の家の西南に象のような形の山があって「ぞうざん」と呼ばれており、これが信州の人たちがしょうざんではなくぞうざんだと言っている根拠なのである。

そこで、昭和九（一九三四）年に信濃教育会が『増訂象山全集』を出版するにあたって、読み方を「ぞうざん」と決定したのだそうである。

人名の読み方のようなものが、二、三十年経っただけで分からなくなるというのも変な話である。勝海舟の妹は佐久間象山に嫁《とつ》ぎ、象山が暗殺されてからは海舟の家に出戻っていた。勝海舟は象山とは親しかったので、勝海舟にでも訊けば、「ぞうざんなんて馬鹿な読み方があるかよ」とでも言って、一言で片付けたと想像される。

この問題に決着が付いたと考えられるのは、象山が自分で書いた神社ののぼりの下書きが見つかり、それに象山自身の筆跡でシヤウザンと仮名が振ってあったということである。この問題はこれで一件落着したと考えて良いだろう。

名前は、親がつけた読み方を本人が変える場合もあれば、他の人達が別の読み方をする場合もある。例えば画家の藤田嗣治は「つぐはる」が正しいそうであるが、ほとんどの人は「つぐじ」と言っていた。同じく画家の黒田清輝は、多くの人は「きよてる」と正しく呼ばず「せいき」と呼んでいる。このように正しい訓読みをしないで音読みするのは尊敬の表れとも受け取られている。

伊藤博文はもちろん「ひろぶみ」と教科書にも書かれているが、博文公《はくぶんこう》と呼ばれることが多い。有名になって名前を音読みされるようになるのは名誉なことなのである。しかし、象山（しょうざん）を「ぞうざん」などと読むのは間が抜けているので、改められて良かったと思っている。

佐久間象山は耳が顔の後ろの方に付いていたとのことで、正面から撮った写真を見ると耳が全く写っていない。これは滅多にない人相のようだ。横顔の写真があれば参考になるのであるが、横顔の写真はないようだ。

水際対策

新型コロナウイルスによる感染の拡大、肺炎発症、死亡者の増加などが毎日の話題になっている。新しい感染症の病態の解明ならびに治療法の究明は差し迫った課題であって、世界中の研究者が取り組んでいる。

人から人へと感染する疾患であるため、感染者の隔離や治療が急務だが、中国の武漢を中心として発症したという経緯があるので、感染者をなるべく日本国内に入れない対策、日本国内での感染を防ぐための対策が種々講じられている。

感染者が乗っている、あるいは乗っていたと考えられるクルーズ船の乗客達を船上で隔離するとか、武漢から帰国した人達を一定期間隔離しておくなどの対策がとられている。このような対策を水際対策あるいは水際作戦と呼ぶ。水際対策はやる必要があるし、やらなければならない。

しかし、水際対策は、完璧ではないということも銘記しておかなければならない。例えば、最近ヒアリという有害な蟻が日本各地の港湾で見つかり、ヒアリの日本への侵入を防ぐために種々の対策が講じられたようだが、結局、現在は複数の港でヒアリの巣が見つかって駆除作業が行われている。水際対策をいくらやっても、上手の手から水が漏れることもあると肝に銘じておくべきである。

感染症は予防が最も大切である。新型コロナウイルスに関して言えば、インフルエンザについての予防と同じように考えてよいのではないか。つまり、手洗い、うがい、マスクが大切で、中でも手洗いと咳エチケットが最も大切なようだが、新型コロナウイルス特有の症状や対策なども次第に明らかになるだろう。感染が下火になるまでは注意しつづけるしかないと思う。

右の文章を二月に書いた後に、新型コロナウイルス感染症（COVID‐19）は世界中に拡がり、アメリカやヨーロッパで多数の感染者、死亡者を出した。日本でも四月になって安倍首相が非常事態宣言を行うに至った。このような時に能天気な文章をいろいろ書き散らしていては申し訳ないので、この辺で筆を擱《お》くことにする。

あとがき

この文集は、昨年暮からこの初夏にかけて書き散らした文章に、この数年の間に書いたわずかな雑文を加えたものである。兼好法師のひそみに倣《なら》って、心にうつりゆくよしなしごとを、そこはかとなく書き綴ったので、結果的に、あやしうこそものぐるおしけれ、という内容になった。全体を和敬清寂の四つに分けたが、深い意味はない。

以前に『医者の独り言』としてエッセイ集をまとめているので、今回は『医者のたわごと』とした。文章を整理している段階で新型コロナウイルス騒動がだんだん激しくなり、このような閑文字を連ねた文集を出版することなど気が引ける状況になっているが、お許し願いたい。インターメディカの赤土正幸社長には大変お世話になった。篤く御礼申し上げる次第である。

令和二年（二〇二〇年）八月

拙舟散人　浦部晶夫

Profile

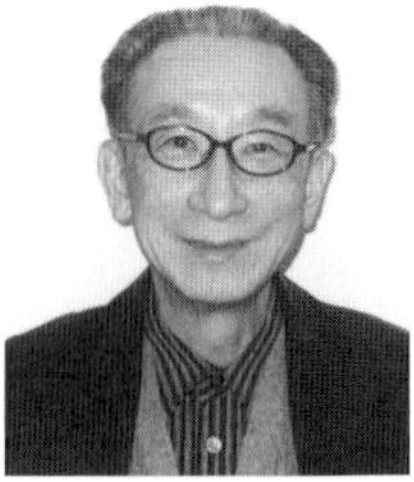

浦部晶夫
Akio Urabe

1946年（S21）	4月1日生まれ、千葉県出身
1973年（S48）	東京大学医学部卒 東京大学医学部附属病院で研修
1975年（S50）	東京大学医学部第三内科入局
1977〜1979年 （S52〜54）	米国ニューヨーク市スローンケタリング癌研究所 およびロックフェラー大学留学
1980年（S55）	医学博士（東京大学）
1981年（S56）	東京大学医学部第三内科助手
1987年（S62）	宮内庁東宮侍医、東京大学医学部講師
1989年（H1）	宮内庁侍医兼東宮侍医、帝京大学医学部助教授
1991年（H3）	関東逓信病院（現・NTT関東病院）血液内科部長
2006年（H18）	NTT関東病院 予防医学センター所長
2010年（H22）	第34回日本鉄バイオサイエンス学会学術集会会長 日本医師会優功賞受賞
2011年（H23）	NTT関東病院顧問 日本経済新聞社保健センター所長
2020年 現在	NTT関東病院顧問 日本経済新聞社保健センター医師 柏たなか病院予防医学センター長

専門：内科学、血液学

著書：「医者の独り言」（インターメディカ）
「貧血と血液の病気」（インターメディカ）
歌集「医の歌」（柊書房）
「晩晴」（不識書院）
「今日の治療薬」（共編著、2010〜2021年版編集委員、南江堂）他

医者のたわごと
現代版つれづれ草　拙舟散人閑話

2020年10月30日　初版第1刷発行

［著者］　浦部晶夫
［発行人］　赤土正幸
［発行所］　株式会社インターメディカ
〒102-0072　東京都千代田区飯田橋2-14-2
TEL. 03-3234-9559　FAX. 03-3239-3066
URL. http://www.intermedica.co.jp
［印刷］　図書印刷株式会社
［デザイン］　岡野祐三

ISBN978-4-89996-432-2
定価はカバーに表示してあります。